免疫細胞才是〔最好の醫生〕

免疫力を高める特効法101

比吃藥更有效的101件事

〈奧村康◎監修 楊明綺◎譯〉

目錄

Part 1 何謂「免疫系統」？認識身體的保衛隊

Part 2

「情緒、壓力」、免疫細胞的頭號殺手

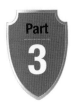

Part 3

「吃」的習慣，決定你的免疫能力

★飲食訣竅

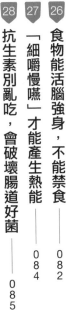

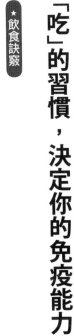

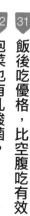

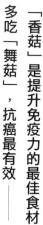

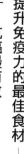

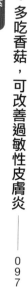

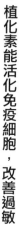

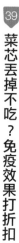

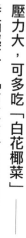

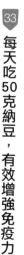

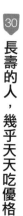

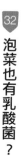

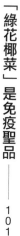

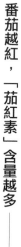

Part 4

提升免疫力的31個生活習慣

★溫性食物

★睡眠

作者序

免疫力就是生命力

「免疫」與全身運作息息相關，不專屬於某個臟器，因此很難具體說明。但它卻是體內最重要的防禦機制，加上施打疫苗，更是如虎添翼，**只要提升免疫力，不管遇到什麼樣的新型流感，都不會輕易被擊倒**。

免疫系統與自律神經系統、內分泌系統有著密切關聯，這三種系統好比一家公司的董事，雖然不常露面，卻隨時監控身體狀況。當身體受到外在刺激，這三種系統就會一起作用，因此免疫系統一旦失常，連帶也會影響自律神經與內分泌。此外，自律神經也會直接反映於內分泌系統與免疫系統，也就是說，只要一位董事失靈，健康就會亮起紅燈。

本書從免疫系統、自律神經與內分泌間的相關性切入，不但**深入淺出說明各種免疫反應與機制，也將介紹101種有效提升免疫力的「生活小撇步」，幫助各位讀者打造更健康的身體、強健的體魄**。

順天堂大學醫學院免疫學客座教授
過敏性疾病研究中心主任
奧村康

Part 1

何謂「免疫系統」？認識身體的保衛隊

20個小習慣，決定你的免疫力

不良的生活習慣是免疫力下降的主因，對照下列檢測表，看看自己符合幾項，並在□中打✓。

1. □ 經常半夜醒來
2. □ 心情鬱悶，不想出門
3. □ 習慣淋浴
4. □ 體溫低於36度
5. □ 總膽固醇值低於180mg/dl
6. □ 總是暴飲暴食
7. □ 常常一個人吃飯
8. □ 幾乎不吃魚和肉
9. □ 不敢吃優格、納豆等發酵食品
10. □ 不太吃菇類
11. □ 愛抽菸、喝酒，有偏食習慣
12. □ 習慣吃些保健食品
13. □ 沒有特別的興趣或嗜好
14. □ 生活缺乏緊張感

15 □ 個性認真，追求完美主義

16 □ 不善交際

17 □ 老是繃著一張臉

18 □ 有不為人知的祕密

19 □ 沒有知心好友

20 □ 個性較消極悲觀

貼心建議

符合的項目越多，表示你的免疫力越差，再不設法改善，小心容易生病或罹癌喔！請參照第二章（P37），徹底改善你的生活習慣吧！

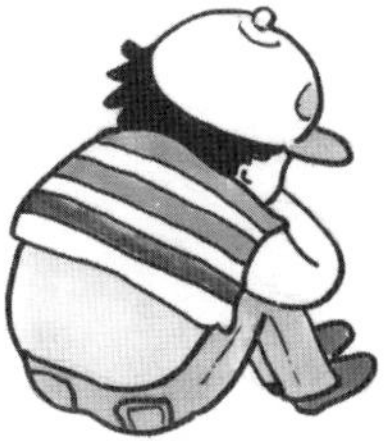

這些症狀，都是「免疫力下降」的警訊！

若出現以下症狀，表示你的免疫力可能正在下降，平常多留意身心狀況，別忽略身體發出的警訊。

例如：口腔潰瘍、傷口不易痊癒、容易感冒、便秘或腹瀉、感冒不易痊癒、體質比較冰冷、肌膚嚴重乾燥、失眠、濕疹、心情鬱悶。

基礎知識 1

「免疫系統」是人體防衛隊，負責打仗

容易感冒的人，免疫力多半不好

為什麼生活在同樣的環境，有人容易感冒，有人卻不會呢？原因就在於身體的「免疫力」不同。

那麼，什麼是「免疫系統」呢？常聽人家提到的抵抗力好壞，指的就是免疫力。**我們平時不斷接觸細菌、病毒、灰塵、花粉等有害健康的病原體與異物，體內每天也不停地有癌細胞增生，「免疫系統」就是幫我們抵禦這些「敵人」，守護身體健康的祕密武器。**

白血球中的「免疫細胞」負擔這項保護身體的重責大任，概分為顆粒球、淋巴球、單核球等三種，各自有其獨特功能，能抵禦外敵入侵。

人體內主要的免疫細胞

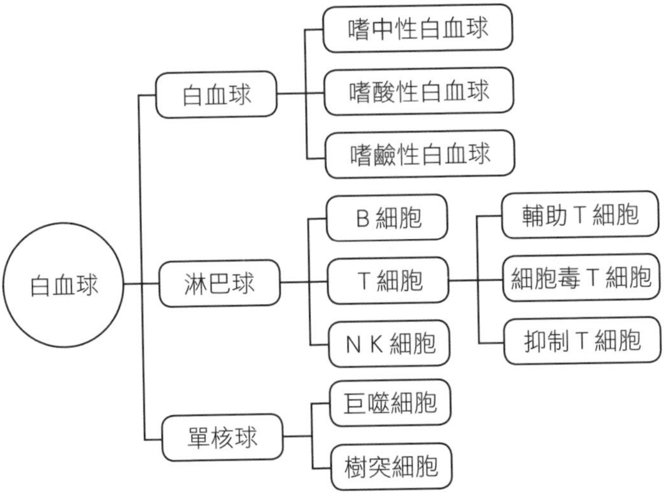

● 先天免疫會「直接攻擊」病毒；後天免疫則打「團體戰」

免疫系統大略分為「先天免疫」與「後天免疫」兩種，相互支援運作。

「先天免疫」顧名思義就是一出生便具備的免疫功能，由「巨噬細胞」、「嗜中性白血球」和「NK細胞」組成。平常它們隨著血液和淋巴液的流動巡視體內，監控是否有異物入侵，一旦發現異物，會毫不留情地予以攻擊。譬如，**發現**

感冒病毒入侵體內時，先天免疫團隊會立即發揮作用，避免感染範圍擴大，舒緩感冒的各種症狀。

「後天免疫」是感染特定病原體後，得到的新免疫功能。**當先天免疫團隊無法擊退敵人時，就換後天免疫登場。**身為後天免疫團隊主角的「T細胞」與「B細胞」，不像先天免疫那樣毫不留情地猛烈攻擊，而是製造最有效的武器，鎖定攻擊目標後展開攻擊。

「後天免疫團隊」打的是團體戰，每位隊員的職責劃分得相當清楚。「巨噬細胞」與「樹突細胞」將製造武器的情報傳遞給擔任司令官的「輔助T細胞」；「B細胞」在收到司令官的情報後，製造武器，展開攻擊；細胞毒T細胞負責後方援助；戰鬥的最後，再由「抑制T細胞」發出暗號，結束攻擊。

保衛身體的免疫細胞們

❶ 先天免疫

NK細胞 →

體內的巡邏隊，一旦發現敵人就會展開攻擊

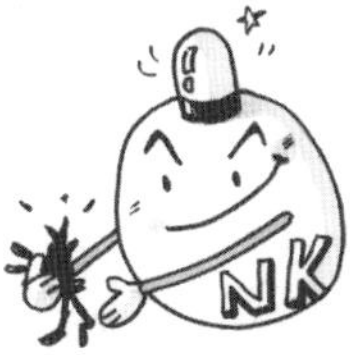

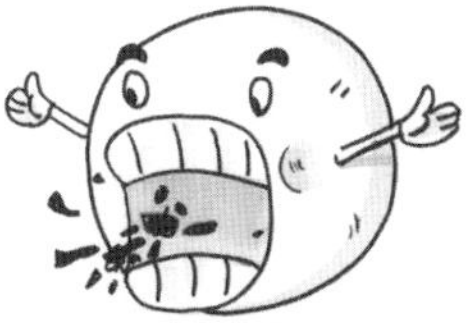

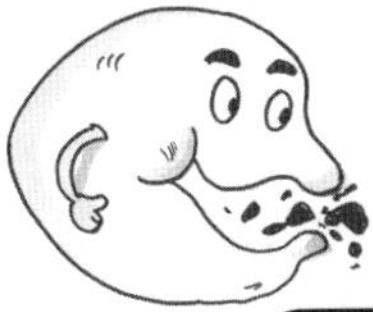

巨噬細胞 ↑

張開大嘴毫不留情地吞噬敵人，並將敵情傳達給T細胞

嗜中性白血球 ↖

負責處理、收拾敵人

❷ 後天免疫

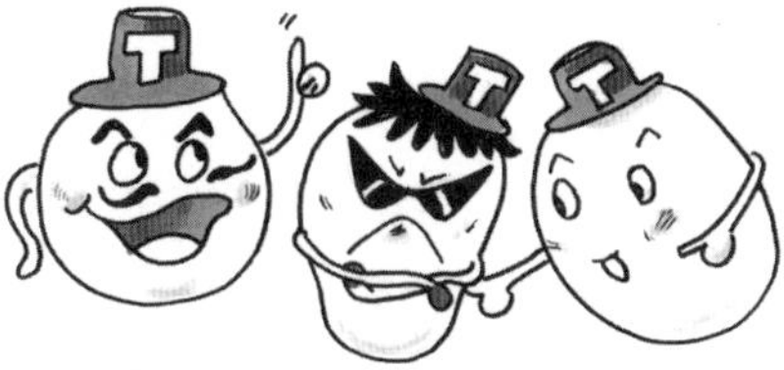

B 細胞 ↓

負責製造能有效抗敵的武器

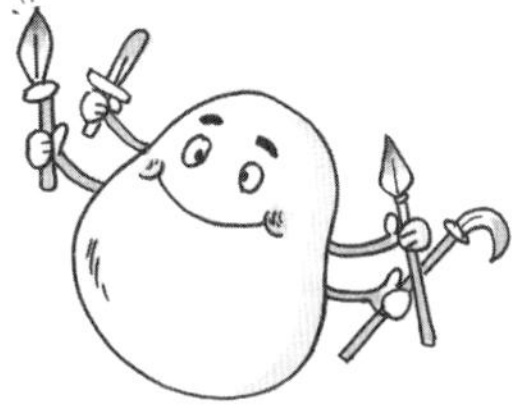

T 細胞 ↑

又分為負責指揮的「輔助T細胞」，殺死敵人的「細胞毒T細胞」，以及攻擊完畢後，負責踩剎車的「抑制T細胞」

「免疫細胞」也有記憶力？

一部分的B細胞隱身於淋巴結中，負責記憶敵人（也就是抗原）的特徵，當同樣的敵人再次入侵時，B細胞便能立即拿出武器（抗體），予以攻擊。

這種記憶能力稱為「免疫記憶」。預防接種就是利用免疫記憶，將毒性已減輕的病原體疫苗注入體內，完成人工的免疫記憶。

為什麼已經感染過麻疹，又會再次感染呢？

拜免疫記憶所賜，已經感染過麻疹或腮腺炎的人，按理說不會再次感染。然而，近幾年卻出現已經感染麻疹，也接受過預防接種的人，再次感染發病的案例，**這是因為免疫記憶「沒有被更新」的緣故**。

以前生活中容易接觸麻疹患者，麻疹病毒藉機入侵體內，**就像防毒軟體得以更新一樣，免疫力也越趨強化與穩定**。現今預防接種十分普及，接觸麻疹患者的機會減少，自然也就難有機會更新。

基礎知識 2

腸子內的好菌多，免疫力就會增加

消化道內的B細胞能製造抗體，保護腸道

關於免疫功能，腸道免疫與ＮＫ細胞扮演相當重要的角色，我想特別提出來說明。首先，讓我們先來了解什麼是「腸道免疫力」。

「腸道免疫」之所以重要，是因為腸道在消化道中佔的面積最大，我們吃進肚子裡的東西，絕大部分最後都會運送至腸道。消化道內壁正是最容易遭異物入侵的地方，因此消化道黏膜上散布著免疫細胞，負責監控敵人。

其中，70％的Ｂ細胞聚集於消化道。分布於黏膜上的Ｂ細胞，負責製造「IgA抗體」。「IgA抗體」就算遭遇異物（也就是抗原），也不會像其他抗體那樣，引起發炎和過敏等劇烈的反應。黏液中的大量IgA抗體，會形成一道柔

性障壁，中和異物的毒性，守護黏膜，並與黏膜中的常在菌和平共處。

「比菲德氏菌」，腸道內最具代表性的益生菌

人體腸道中有三種菌，分別是：「益生菌」、「壞菌」及介於二者之間的「中性菌」。「比菲德氏菌」是腸道內最具代表性的益生菌；壞菌的代表則是壞疽性桿菌。一旦腸內有害的壞菌較多，就會失去平衡，造成黏膜傷害，導致腸道免疫力下降。因此，**改善腸道環境、確保益生菌的數量，與活化腸道免疫力息息相關**。

免疫總動員——鼻毛、睫毛、唾液、眼淚、尿液等都是免疫家族成員

身體的防衛鬥士不只有免疫細胞，皮膚、鼻毛、眉毛、睫毛等，都站在免疫的最前線，防止異物入侵體內；呼吸器官、消化道中的黏膜、黏液、唾液與分泌液等，也都是禦敵的柔性障壁。此外，皮脂和汗水具有殺菌作用，淚水可以排出淚腺和眼睛裡的雜菌，尿液則能清洗泌尿器官裡的雜菌，都是防止身體生病的大功臣喔！

基礎知識 3

中年之後，易得癌症或感染疾病的原因

提高「免疫細胞」的活性，就不容易生病

淋巴球的「ＮＫ細胞」與腸道免疫並稱雙雄，是具有強大殺傷力的一員大將。ＮＫ細胞平時負責巡視體內，一旦發現癌細胞和病原體，便會展開獨鬥，發揮強大的攻擊力殺敵制勝。

本書的監修者奧村康醫師，平常致力於提升ＮＫ細胞的活性，因此他幾乎不曾感冒。另外，ＮＫ細胞活性較高的人，免疫力也較高，就算得了感冒或傳染病，也能迅速痊癒。

人類的免疫力不太會受年齡影響，唯獨先天免疫的ＮＫ細胞會隨著年紀的增長，功能越來越差。因此，步入中年之後，較容易罹患癌症或感染疾病。

也許你會覺得就算ＮＫ細胞衰弱，只要其他免疫細胞還很有活力，就應該沒什麼問題，然而罹患癌症和傳染病的早期階段，「ＮＫ細胞活躍與否」可是不容忽視的關鍵因素。

ＮＫ細胞雖然是「武林高手」，也有它脆弱的一面，作息不規律、壓力大等因素，都會導致ＮＫ細胞的功能下降。只有作息規律，維持健康生活，才能保持ＮＫ細胞的活性，遠離疾病。

年齡越大，ＮＫ細胞活性越下降

雖然ＮＫ細胞的數量不會隨著年齡增長而改變，但活性指數卻會跟著年紀衰老而慢慢下降。因此隨著年紀漸長，罹患癌症和傳染病的機率也會增高。建議中高年的朋友們，多做能提升免疫力的「奧村式七大守則」（見Ｐ36），一起提升ＮＫ細胞的活性！

NK活性與年齡

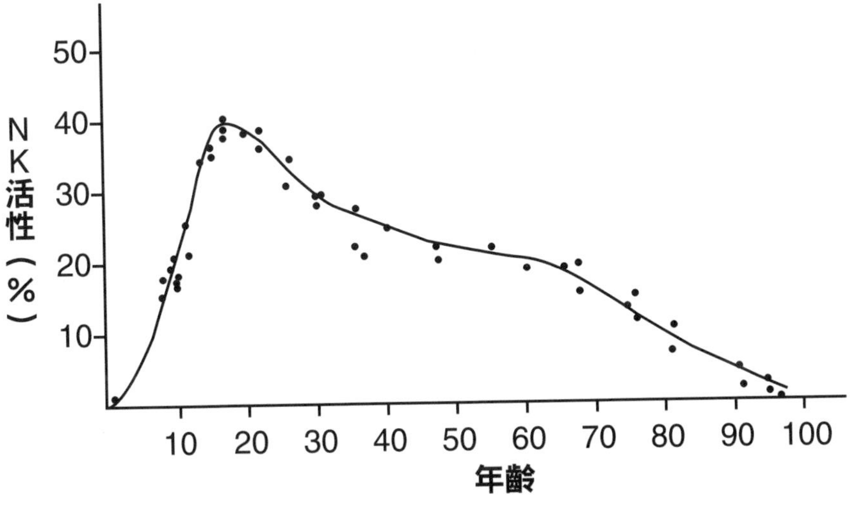

基礎知識 4

掌握免疫力的關鍵，就靠「自律神經」

自律神經平衡，疾病不上門

心臟跳動、體溫與血壓的調節、荷爾蒙分泌等，都是體內為了維持生命而運作的機能，這種調節機能統稱為「恆定狀態」（homeostasis）。恆定狀態的調節受自律神經掌控，就連免疫功能也受到自律神經影響。

自律神經分為兩種，分別是「交感神經」與「副交感神經」。交感神經運作於白天身體活動，或興奮、緊張等情緒較為波動時；副交感神經則運作於睡眠、休息等身心狀態較為放鬆時。交感神經與副交感神經彼此消長，維持恆定，一旦因為某一方佔優勢而失衡，身心就會產生異變，也就是我們常說的「自律神經失調」。

自律神經與身體反應間的關係

「交感神經」佔優勢	身心狀態	「副交感神經」佔優勢
緊張		放鬆
收縮	血壓	擴張
停滯	血流	順暢
較多	顆粒球	較少
較多	淋巴球	較少

緊張、生氣，免疫力就會大幅下降，很不健康

交感神經與副交感神經的運作，究竟對免疫功能有何影響呢？這要從免疫細胞中的「顆粒球」與「淋巴球」的平衡開始談起。

顆粒球與淋巴球的正常比率約為6：4。當一個人緊張、生氣，交感神經佔優勢時，顆粒球的比率會升高，隨著顆粒球的增加，淋巴球比例將相對減少，淋巴球內的B細胞、T細胞、NK細胞也會跟著

減少。身為身體巡邏隊的ＮＫ細胞數量一旦減少，防禦力隨之減弱，來不及攻擊入侵體內的敵人，身體的免疫力也就大大地降低。

自律神經就像翹翹板，維持著恆定的關係。當交感神經佔優勢時，免疫力會跟著下降；反之，你也許以為副交感神經佔優勢時，免疫力會升高吧？自律神經與免疫力的關係，其實不是這麼簡單。

當身心放鬆時，副交感神經佔優勢，淋巴球雖然會隨之增加，但也容易因為抗敵的關係，出現過度反應，引發過敏症狀。雖然改善生活習慣，多少可以預防過敏症狀，但想解決根本問題，還是要盡量維持自律神經的平衡，讓顆粒球與淋巴球保持６：４的均衡狀態。

「手腳冰冷」導致交感神經越緊繃，免疫力會下降

俗話說：「手腳冰冷是萬病之源」，這句話可是其來有自。自律神經具有調節體溫的功用，配合季節與一日的氣溫變化，調整體溫。**當身體太冷，體溫**

較低時，交感神經會持續緊張，導致全身血管收縮，血液循環不順。如此一來，身體會變得更冷，交感神經也就越發緊繃，陷入惡性循環之中。長久下來，不但免疫力越趨下降，更會引發身體的各種不適。

受交感神經支配的顆粒球「白天較多，晚上較少」；受副交感神經支配的淋巴球則恰恰相反，這是身體的既定規律。因此最好不要違反這個自然規律，**只要白天勤加活動，晚上好好休息，便能輕鬆保持自律神經平衡，維持一定的免疫力。**

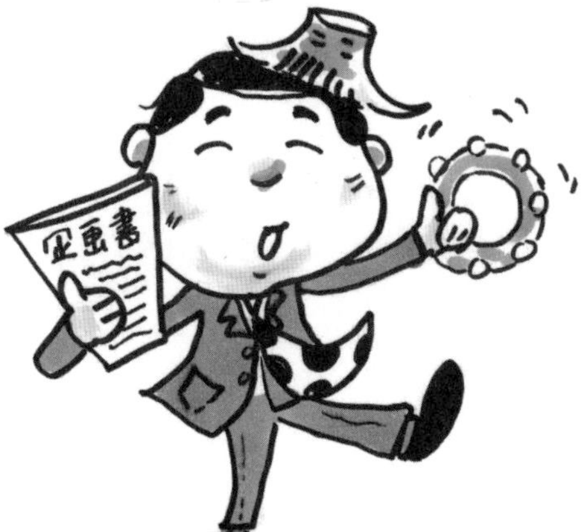

▲現代社會充滿壓力，絕大多數的人們都處於交感神經佔優勢的狀態，為了增強免疫力，請盡量放鬆身心。

基礎知識 5

巨大壓力，荷爾蒙分泌過剩，免疫力就會下降

壓力荷爾蒙＝ＮＫ細胞殺手

壓力會導致免疫力下降，這不僅與淋巴球減少有關，也和荷爾蒙分泌息息相關。壓力促使交感神經佔優勢，分泌出好幾種荷爾蒙。例如，恐懼與憤怒的壓力傳達至自律神經中樞──「視下丘」後，由腦下垂體下達指令，腎上腺髓質便開始分泌「腎上腺素」與「去甲腎上腺素」，以對抗恐懼。這些都是身心進入備戰狀態時所產生的作用，也稱之為「興奮荷爾蒙」。

當人面臨巨大壓力，如勝負之爭與重要工作時，心理和身體就會進入這種「備戰狀態」。一旦長期處於壓力下，荷爾蒙分泌過剩，就會在體內四處遊走，妨礙ＮＫ細胞進行巡守工作。

壓力大，NK細胞就容易死去

此外，因為巨大壓力，交感神經持續呈現緊張狀態時，副腎皮質會分泌「皮脂醇」。**皮脂醇又稱為「壓力荷爾蒙」，是NK細胞的殺手，一旦與NK細胞結合，NK細胞就會立即死去。**

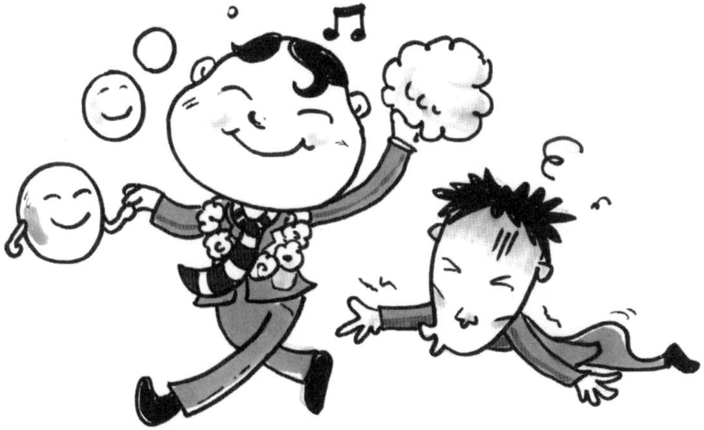

▲相較於壓力荷爾蒙，當一個人身心放鬆時，會分泌血清素，一旦血清素不足，便容易罹患憂鬱症。

基礎知識 6

反過來攻擊自己人？免疫系統也會反應過度

過度反應的結果，就是引發「過敏」

擔負免疫重責的淋巴球有時會對特定病原體過度反應，反過來攻擊自己人，這種現象稱為「過敏」。

淋巴球具有免疫功能，同時也是引發過敏的元兇，就像雙重人格一樣，具有兩面性，而免疫學的目標就是「抑制淋巴球壞的一面，只留下好的」。

其實「過敏」是個統稱，泛指很多疾病，大略分為兩種。第一，是由體外入侵的過敏原，引發的外因性（又稱為過敏性），像是花粉症、過敏性皮膚炎，

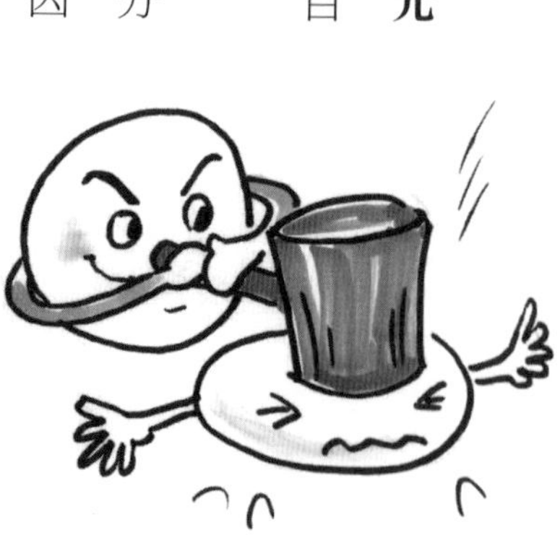

「過敏」的兩大類型

外因性（過敏性）	**內因性**（非過敏性）
★ 過敏性皮膚炎	★ 甲狀腺功能亢進症
★ 支氣管氣喘	★ 吉巴氏症
★ 蕁麻疹	★ 薛格連氏症候群
★ 花粉症	★ 重症肌無力症
★ 食物過敏	★ 結締組織性疾病（如：風濕性關節炎、全身性紅斑性狼瘡、多發性肌炎等）

以及嚴重時會危及性命的過敏性休克等；第二，是誤以為自己人是敵人，反過來予以攻擊的內因性（非過敏性）。

體內的免疫系統攻擊正常細胞與組織，在醫學上屬於第二種，至於免疫功能為何會出現過度反應，至今仍有許多難解的疑問尚待釐清，臨床上更沒有有效的治療方法。

基礎知識 7

牢記「四大要訣」，提升免疫力

糊塗一點、多笑、早睡，壓力就能遠離

自律神經失調的原因很多，不外乎壓力過大、生活不規律、長時間待在冷氣房等。自律神經一旦失調，身心就會出狀況，免疫功能自然也不例外。因此，養成良好的生活習慣，避免自律神經失調，才是提升免疫力的不二法門。只要做到下列幾點，就能提升免疫細胞的活性，增進免疫力：

重點❶ 避免囤積壓力

人活著就有壓力，重要的是如何避免壓力的囤積。有時不妨「糊塗一點」、「大剌剌一點」，一點一點地適度發洩心中的壓力，千萬不要一下子釋

放過度，否則會傷害ＮＫ細胞活性，得不償失。

重點❷　白天勤活動，晚上好好休息

自律神經順應體內的生理時鐘，調整身心各種機能，要是生理時鐘遭到破壞，免疫力勢必跟著降低，所以應避免晚睡或熬夜，才能維持自律神經的平衡。

重點❸　順應氣候的自然變化

讓身體自然順應氣候變化，是對自律神經的一種良性刺激。無視生理時鐘的生活方式，只會導致自律神經失調，造成免疫功能無法正常運作。

重點❹　笑口常開

不管有沒有遇到開心的事，永保笑容就對了。多項科學實驗證明，「笑」能夠提高ＮＫ細胞的活性，是最能增進免疫力的絕招。現在開始就笑口常開，保持好心情吧！

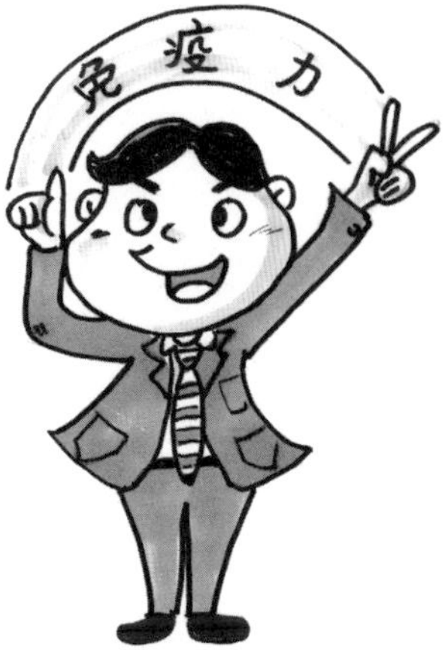

獨家大公開 奧村式提升免疫力的「七大守則」

本書的監修者奧村康醫師笑著說：「太過認真只會縮短壽命，沒什麼益處！」奧村醫師大力提倡下列能提升免疫力的七個小撇步，只要跟著做，你也能活得更健康。

1 笑口常開

隨時保持好心情，這招既簡單又安全！更能有效提升「NK細胞」的活性。

2 結交個性開朗的同性朋友

多交些可以傾吐心事，一起分享快樂憂傷，相處起來自在愉快的朋友，建立開朗的人際關係很重要。

3 擁有知心的異性好友

除了另一半及好友，**擁有異性好友對一個人更是正面的刺激**。尤其男性，擁有異性知己，將活得更健康、更長壽。

4 當個愛作夢的樂天派

三不五時想像能讓自己開心、興奮的事。

5 準時上床睡覺，讓身體充分休息

晚上10點到深夜2點，是NK細胞活性下降的時段，這段時間一定要充分休息，睡個好覺。

6 八分飽剛剛好

不偏食，細嚼慢嚥，每餐吃個七、八分飽就好。

7 適度運動

運動要每天持續且定時定量，過度激烈的運動反而對身體有害，造成反效果。

Part 2

「情緒、壓力」，免疫細胞的頭號殺手

1

笑口常開

科學證實，「大笑」比抗癌藥有效！

不要懷疑，提升免疫力的第一個方法，就是「笑」。也許你會覺得這個說法很可笑，然而，世界上多項實驗都已經證明，「笑」的確能活化NK細胞等免疫細胞。

他們讓實驗對象觀賞長達三小時的搞笑劇，接著透過血液檢查，調查觀賞前後實驗對象的NK細胞活性有何變化。**結果發現這18位年齡20~60歲的實驗對象中，14位的NK細胞活性都有明顯的升高。使用癌症藥劑，要花上好幾天才能得到相同的效果**，「大笑」比藥物更能立即見效，而且「笑」既不花錢，也沒有任何副作用！

奧村康醫師也曾在電視節目上，要求年輕藝人設法逗笑資深男演員30分鐘，並調查實驗前後NK細胞的活性變化。**結果發現男演員大笑之後，NK細胞的活**

性竟然足足提升了10倍之多，效果驚人。

大笑能讓人放鬆，分泌荷爾蒙

為什麼「笑」能夠提升ＮＫ細胞的活性呢？箇中原因雖然無法確切說明，但目前有幾個說法相當可信：**因為笑能放鬆身心，讓副交感神經處於優勢的狀態，腦部同時感受快感，分泌腦內荷爾蒙「β腦內啡」（又稱安多芬）與「血清素」**。人體受到刺激時會分泌這些荷爾蒙，抑制腎上腺素荷爾蒙分泌，增進腦內的抑制作用，由此可知，「笑」的確能有效提升ＮＫ細胞的活性。

Point

「笑」是提升ＮＫ細胞活性的最佳催化劑，簡單有效，又無副作用，要是不笑就虧大啦！哈哈哈！

2

笑口常開

「大笑」能降血糖，讓免疫力不失控

「笑容」不僅能提高NK活性，也能抑制免疫功能的過度反應。某大學附屬醫院曾進行一項實驗，他們讓風濕性關節炎患者觀賞落語（註1），然後調查患者觀賞前後的疼痛感與血液，發現患者們的疼痛不但減輕，血液中導致病情惡化的成分也大為減少。也有其他醫療機關的報告顯示，糖尿病患者觀賞漫才（註2）之後，血糖值明顯下降，足見「笑」可為神經內分泌系統帶來正面的影響。

註1：「落語」為日本一種傳統的表演藝術，演出者通常只有一人，類似中國傳統的單口相聲。

註2：「漫才」為日本一種表演藝術，通常由兩人組合演出，類似中國傳統的相聲。

Point

「笑」不僅能提高免疫力，還能抑制免疫系統，避免過度反應出現的脫序現象。

3

笑口常開

用力笑出聲，營造臨場感

如果你覺得自己最近好像很少笑，不妨看一下搞笑綜藝節目吧！開懷大笑的秘訣就是——就算不怎麼好笑，也要試著放聲大笑。只要笑出聲，就會自然而然地笑了。

此外，也建議親臨現場，觀賞落語和漫才的演出，或是坐在電影院看一部喜劇電影，**跟著大家一起開懷大笑的「臨場感」更有渲染力，因為「笑」是會傳染的。**

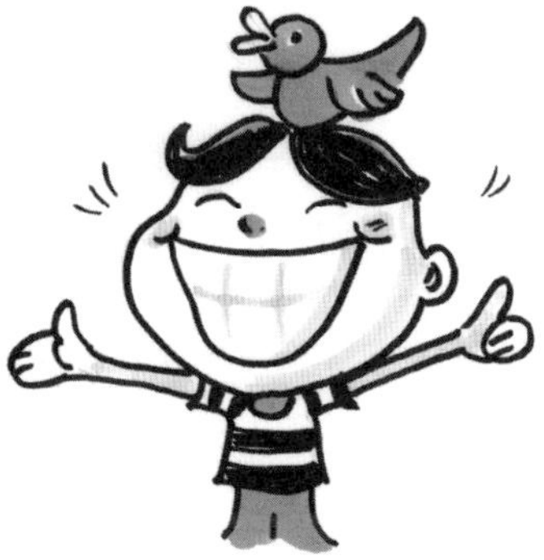

Point

看搞笑節目時，一定要用力笑出聲！偶爾也可以親臨現場，感受「笑」的渲染力。

4

笑口常開

「笑」能促進「血清素」的分泌

如果最近沒什麼有趣的事，不妨試著擠出笑容，這樣也能提升免疫力喔！

美國知名心理學家威廉・詹姆斯與荷蘭心理學家卡爾・朗格曾在一百多年前主張情緒二因論，其理論為：「不是因悲傷而哭泣；是因哭泣而悲傷」，換句話說，身體或生理的變化會影響心理變化，引發情緒。奧村康醫師將這理論換了個說法：「不是為了追求健康而笑，而是因為笑了才跟著健康」，常保笑容就對了。**根據實驗證明，持續保持笑容2小時，確實能有效提高NK細胞的活性。**

專家認為「笑」不但能提高NK細胞的活性，表情肌肉經由動作神經傳達至腦部，還可以促進血清素的分泌。因為血清素與抗重力肌（註）的控制有關，一旦血清素不足，便容易陷入憂鬱狀態，心情一消沉，表情肌肉也就跟著鬆弛，出現落寞黯淡的神情。

註：有些肌肉在運動時需要抵抗重力，這樣的肌肉通稱為「抗重力肌」，闊背肌、臀大肌、股四頭肌等都屬於抗重力肌。

越緊張，越要保持笑容

觀察來自世界各國的田徑好手，會發現他們通常越接近終點，越會下意識地保持笑容，藉以增進最後的衝刺速度。其實，這也和腦內荷爾蒙及血清素的分泌有關，**「笑」能舒緩緊張的情緒，創造更好的表現**。我們常會因為一些因素，身心呈現緊張狀態，或是因為失敗而感到沮喪不已。這時候不妨笑一笑，轉換心情，必定能舒緩緊張或不安情緒。

Point

傷心難過，笑不出來的時候，就算是勉強擠出的笑容，也能讓身體更健康。

5

笑口常開

對著鏡子，練習開心地笑

就算身體再怎麼僵硬，只要每天持續做伸展操，也會漸漸變得柔軟。笑容也是一樣，只要持續練習微笑，不擅長笑的人也能變成微笑高手。況且「笑」可以提高NK細胞的活性，練習開心地笑能有效增進免疫力。

首先就從每天早上的盥洗時間開始，對著鏡子裡的自己微笑吧！就算宿醉，就算哭腫了眼，每天早上還是要強迫自己練習微笑，平時趁上洗手間時，偷空練習也行，試著開心地對著自己笑吧！

先深深地吸一口氣，然後吐氣的同時，邊「哈、哈、哈」地發出聲音。記得一定要張大嘴，用腹部的力量，從丹田出聲。剛開始時難免難為情，反覆練習幾次之後，就會漸漸習慣笑出聲音了。

雖然努力練習模樣很好笑，但用力笑過之後，你卻覺得很暢快，心情變好了，不是嗎？這就是笑口常開的好處，**無論遇到悲傷的事、生氣的事，還是正面對著挫折，只要保持笑容，便能輕鬆消除壓力，轉換心情。**

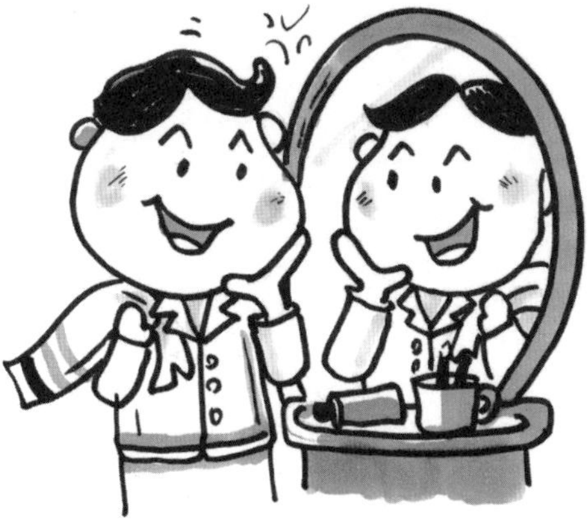

Point

每天早上對著鏡子裡的自己微笑，別小看「笑的力量」喔！

6

偶爾糊塗

做事一板一眼，容易生病？

日本人個性認真是世界公認的，做事一板一眼，素有工蜂之稱。雖然因為這樣的國民性，日本才能成為經濟大國，但就免疫學的觀點來看，個性太過認真對身體反而百害而無一利。

為什麼呢？因為**個性認真的人，往往責任感較強，事事講求完美而努力過頭，因此也就比較容易感受壓力，導致NK細胞的活性下降**。NK細胞的活性一旦下降，便無法充分抵禦人體每天產生的五千個癌細胞，讓它們恣意攻擊免疫細胞，促使癌細胞增生。也有專家認為，「癌症」之所以一直高居日本十大死因的首位，跟一板一眼的國民性絕對脫離不了關係。

完美主義的人容易把自己逼的太緊；未達理想絕不放棄的個性，讓自己不知不覺地走入死胡同；什麼事都習慣自己身上攬，更平白增加無謂的壓力。

懂得如何適時放鬆，其實很重要。如果你是這種個性的人，不妨學習凡事「適可而止」，試著別給自己太大的壓力。如此一來，心情才能放鬆，用更圓融的思考模式，積極地朝目標努力。

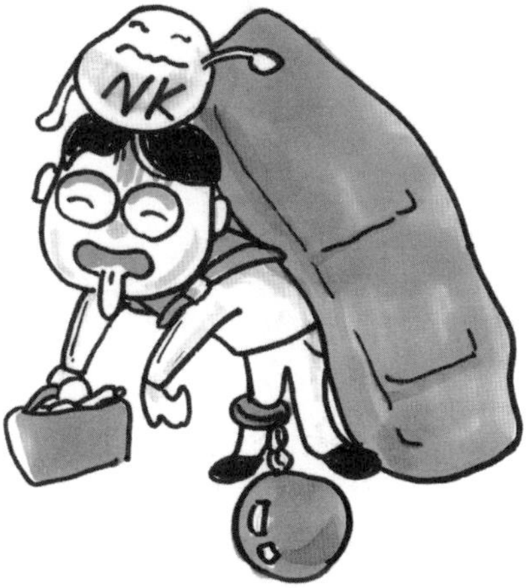

Point

個性一板一眼、責任感強的人，容易被壓力壓得喘不過氣，導致NK細胞的活性下降。

7

偶爾糊塗

適度的壓力也是一劑「強心針」

你也許會想：「既然壓力會導致ＮＫ細胞的活性下降，那麼完全不要有壓力不就好了？」其實不然。因為安逸舒適的「溫室」環境對免疫功能來說，並不見得比較好。拿老鼠的實驗來說明吧！比起飼養在溫暖的環境裡，吃得好、過得好的老鼠，飼養在稍微寒冷的環境裡，營養也有所節制的老鼠，免疫細胞的功能明顯比較好。

另外，比起老是待在家裡，幾乎足不出戶的高齡者，常與外界接觸，受到外界刺激的高齡者，身心顯然健康多了。根據東京都老人綜合研究所的調查，高齡者外出的頻率越高，健康狀況越好，認知功能也比較強，這是因為多與外界接觸可活化身體與大腦的緣故。

換句話說，保持平衡相當重要。**壓力與自律神經有著密切關聯，唯有交感神**

經與副交感神經保持平衡運作，才是身體的最佳狀態。只要壓力與放鬆間，保持絕佳平衡，就能鍛鍊免疫功能。所以，有時不妨給自己來點好的刺激，如此就能促進身體健康，維持最佳狀態。

Point

適度的壓力有時也是一劑強心針，與其力求毫無壓力的環境，不如學會釋放壓力。

容易囤積壓力的十大類型

1. 凡事力求完美
2. 責任感強烈
3. 不習慣求助他人
4. 不知道如何拒絕別人的要求
5. 在意周遭的評價
6. 得失心較重
7. 自卑感較重
8. 習慣凡事往自己身上攬
9. 沒有可以聊心事的知心好友
10. 沒有任何嗜好或興趣

▲符合的項目越多，表示你越不知道如何釋放壓力喔！試著找個能讓自己轉換心情的方法吧！

8

偶爾糊塗

看開一點，才能掙脫瓶頸

如果能找出形成壓力的原因，對症下藥，當然最好，最怕的是不曉得如何解決，只能整天愁眉不展，心情低落。如此一來，會導致ＮＫ細胞的活性下降，因此一定要下定決心，拿出勇氣，學著看開一點。有時候不妨這麼想：**「這也是沒辦法的事啊！」這句話就是幫助自己掙脫瓶頸的解藥。**

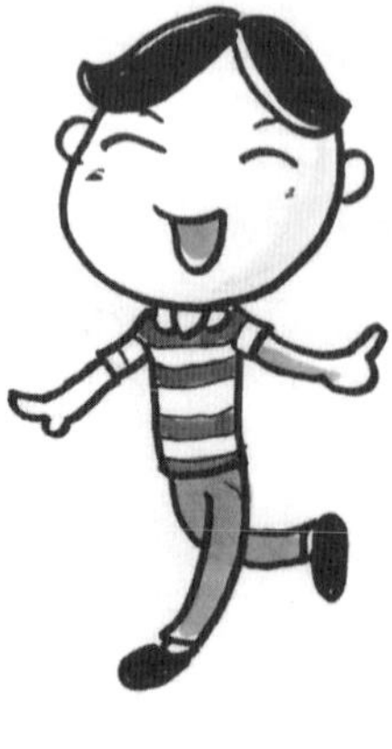

Point

如果壓力來自無法解決的問題，不妨告訴自己看開一點，才能掙脫瓶頸。

9

偶爾糊塗

努力過頭，很容易生病

個性一板一眼的人，容易因為力求完美，而認真過了頭。免疫力不只與身體有關，也與心理狀態息息相關，身心如果長久處於緊繃狀態，很容易出問題！

懂得為自己踩煞車相當重要，有時不妨鼓勵自己，適時地偷懶一下，舒緩身心疲勞。「你今天很努力喔！」、「這次做得很好呢！」、「已經進步很多了！」、「今天做到這裡就行了，明天再努力！」……，像這樣**給自己一個「OK」的訊號，才能避免自己努力過頭**。千萬別吝於給自己大大的讚美，必要時犒賞一下自己，盡情地開懷大笑吧！

Point

懂得適時踩煞車，才能避免努力過頭；適時地讚美自己，偷懶一下吧！

10

偶爾糊塗

找好友訴苦，也是一種紓壓方式

本書的監修者奧村康醫師特別強調，結交能傾吐心事、分憂解勞的好友相當重要。當你感到悲傷、煩惱或生氣時，有好友陪在身邊，傾聽你的心事，心情自然會開朗許多。這是因為有人聽你吐露負面情緒，你的心靈和腦都得到療癒的緣故，在心理學上稱為「外在化」。有這樣的知心好友陪伴在側，就能防止自己鑽牛角尖，跌進情緒的死胡同。或許你不願意讓別人看見自己的弱點，也不習慣向別人吐苦水，**但從心靈健康的觀點來看，一味壓抑負面情緒，絕對是劑毒藥。**

有一項以老鼠為對象的實驗，證明壓力是會傳染的。一邊放置電擊裝置，老鼠想吃餌必須經過電擊，顯得焦慮不已，另一邊則是能自由自在吃餌的老鼠，讓兩隻老鼠相處一段時間後，測量老鼠NK細胞的活性，發現兩隻老鼠體內NK細胞的活性都相當低。

奧村醫師將這項實驗套用在人類身上，遭電擊的老鼠就好比老是焦慮不已的人，和這樣的人往來，就像另一隻可以自在吃餌的老鼠一樣，可能會受到不良的影響，導致ＮＫ細胞活性降低，因此，盡量多結交開朗積極的朋友吧！

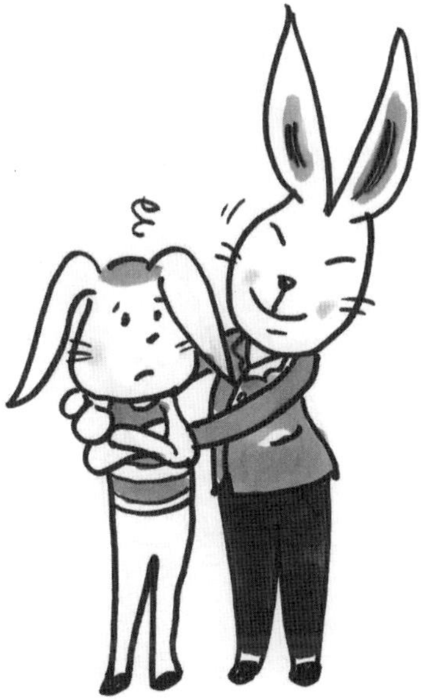

Point

知心朋友就像特效藥，能讓自己紓壓，不妨多結交個性樂觀的知心好友吧！

11

釋放壓力

想像力，能打敗癌細胞

腦中反覆想像能讓心情變好的事，可以有效提升ＮＫ細胞的活性。像是想像自己喜歡的東西、未來的樣子，或是想體驗的事等，以五感感受，盡可能具體地描繪會更有效果。

無論國內外都有藉由每天反覆想像成功擊退癌細胞的案例，由此可見，想像力的功用無窮，甚至能影響體內的細胞。

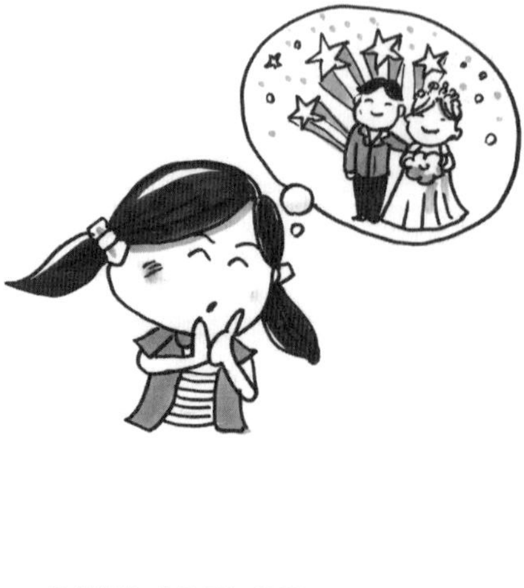

Point

每天想像一些能讓心情變好的事，自然能活化ＮＫ細胞。

12

釋放壓力

積極樂觀，提高免疫力的關鍵

一九八六年英國科學雜誌刊登一項關於乳癌患者的研究，將被告知病情的乳癌患者，依心靈狀態分為四組，分別是：

❶感到萬分絕望

❷不願接受事實，亦不接受治療

❸平靜接受事實，完全聽從醫師指示接受治療

❹不願向命運屈服，積極嘗試各種治療方法

進行追蹤調查後發現，十年後存活率最低的依序是：第一組、第三組與第二組；存活率最高的是積極嘗試各種治療的第四組。這是一個印證本書觀念的絕佳例子，**保有樂觀積極的心，才能有效提升免疫力。**

Point

擁有樂觀積極的心，才能刺激、活化NK細胞。

13

釋放壓力

「放聲大哭」是本能防衛反應，不丟臉

雖然每個人表達情緒的方式都不一樣，但還是不要隱藏內心情緒，盡可能地將喜怒哀樂形於色。**唯有將情緒表露出來，身心才能保持平衡，這在心理學上稱為「外在化」，也就是一種「自我防衛」的反應。**

拚命壓抑悲傷、難過、憤怒等情緒，只會囤積壓力，導致ＮＫ細胞的活性下降。因此悲傷難抑時，還是放聲大哭，適時地宣洩一下情緒比較好。懂得宣洩，才能迅速地從悲傷中重新站起來，同樣地，遇到令人憤怒的事，也要適度宣洩憤怒的情緒。一味壓抑負面情感，只會讓情緒變得更加緊繃，藉由宣洩情感的行為，適度放鬆心情，才能讓心回復原本的柔軟。

別太常生氣，要適度宣洩

不過，現代人早已經習慣動輒生氣，一言不和便破口大罵。過猶不及，其實太常動怒也會導致身心失衡，成為一種新的壓力。此外，長期處於悲觀、憤怒的情緒中，會過度刺激交感神經，破壞自律神經的平衡，因此適度宣洩後，也要懂得迅速轉換心情，別被自己的情緒綁架了！

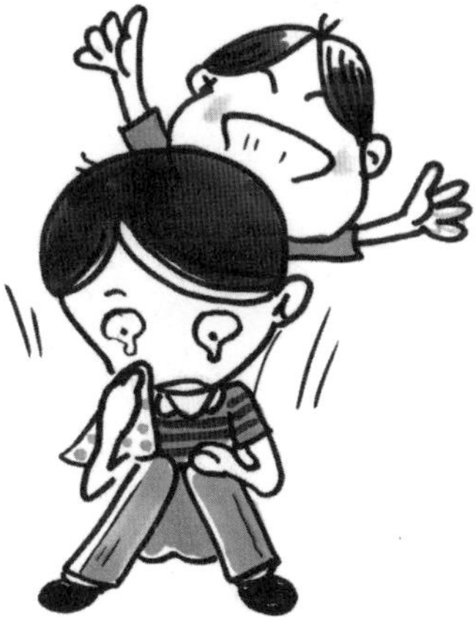

Point

學著適時宣洩悲傷、憤怒的情緒，藉由「外在化」，保持身心平衡。

14

釋放壓力

從小處著手，釋放負面情緒

個性開朗的人，也會有沮喪落寞的時候。遭遇變故，例如親人離世，情緒陷入極度悲傷時，ＮＫ細胞的活性便會急遽下降。監修者奧村康醫師認為：「這時如果能找到一件讓自己熱衷的事，就能堅強面對現實。」這是為什麼呢？因為藉由轉移注意力，讓自己投注全副精力，就能重新振作，走出悲傷的深淵。也就是說，這件有價值的事和人的生命力息息相關，**「生命力等於免疫力」**，這是奧村醫師特別強調的一個觀點。

根據調查顯示，年紀超過百歲，卻依舊活力充沛的長者們，**長壽秘訣不外乎「健康的飲食」**、**「運動」以及「體悟生命的意義與價值」**。正因為找到能讓自己熱衷的事，體驗生命的意義與價值，才能養成良好的飲食與運動習慣，維持良好的免疫力，活得健康又長壽。

培養興趣，熱衷做件小事情

也許你會覺得「生命的意義」聽起來有點沉重，其實只要從小事著手就行了。培養一個能讓自己放鬆身心，轉換心情的興趣或嗜好，哪怕只有短短的幾分鐘也無妨。只要找到能讓自己熱衷的小事，便能從負面情緒中釋放出來，心情也就跟著慢慢轉變，打掃、洗車、整理庭院等日常瑣事，都是不錯的方法。就算心情再怎麼低落，看到周遭變得乾淨漂亮，成就感也會油然而生，達到轉換心情的效果。

Point

心情低落時，只要找個能讓自己熱衷的小事，就能轉換心情，走出低潮。

15

釋放壓力

就算不累，也要適度休息

壓力往往會在不自覺的狀況下日積月累，就算覺得自己「沒問題」，身心也有疲累不堪的時候。

在壓力的影響下，交感神經與副交感神經一旦失衡，便會引發肩頸痠痛、腰痛、頭痛及暈眩等症狀，免疫功能跟著失常後，更會出現皮膚炎，甚至是圓形禿。換句話說，壓力會化為各種症狀，悄悄現身，讓人防不勝防。此外，當一個人情緒焦慮，陷入憂鬱狀態時，精神方面也會出現異常。

避免這些情況發生的第一要務就是適度休息，就算不覺得疲累，也不能輕忽無形的壓力，一天中必須適度休息幾次，一週休息約1～2天。

Point

無形的壓力亦會導致免疫力下降，就算覺得沒問題，也要適度休息！

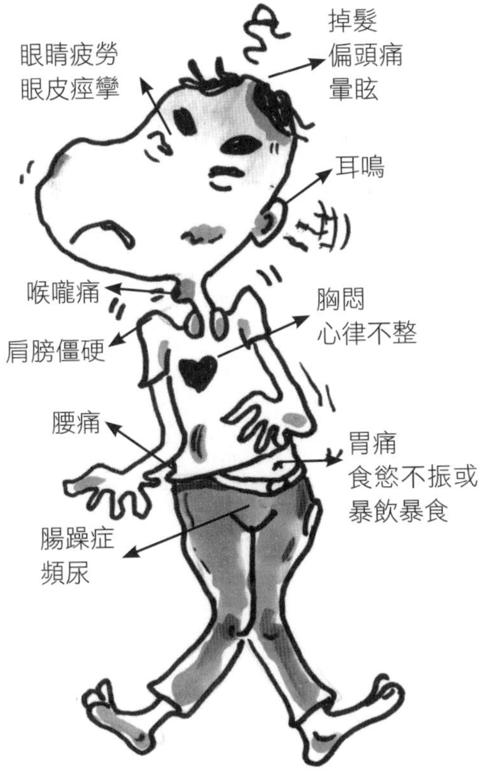
眼睛疲勞
眼皮痙攣
掉髮
偏頭痛
暈眩
耳鳴
喉嚨痛
胸悶
心律不整
肩膀僵硬
腰痛
胃痛
食慾不振或
暴飲暴食
腸躁症
頻尿

▲自律神經失衡時，身體容易同時出現上述幾種症狀。如果去看醫生也檢查不出任何異常時，建議最好轉至身心科或精神科等，專門治療壓力症狀的科別就診。

16

釋放壓力

難過時，「運動」是最好的解藥

沉痛悲傷所造成的壓力，往往需要較多的時間才能平復，尤其遭遇親人驟逝，或是因天災失去家園等撼動人生的重大打擊，更往往讓人陷入極度悲傷，遲遲無法振作。

奧村康醫師一再強調：「無論陷入多麼沮喪的深淵，都不能將自己關進象牙塔，從此一蹶不振。」**長期處於沉重的壓力下，容易導致交感神經活躍，自律神經失衡，出現精神不安定、憂鬱等症狀**。而且長時間的悲傷或意志消沉，也會導致NK細胞的活性下降，免疫細胞的功能逐漸降低。

因此，難過傷心之餘，一定要告訴自己：「擦乾眼淚，重新振作吧！」就算情緒低落，也要試著活動身體，強化免疫力。

大家都知道，動動身體可以活化大腦，只要讓停滯的思緒重新運作，稍微轉換一下心情，便能刺激ＮＫ細胞。如果體力允許，建議不妨散步或游泳，運動能有效抒解悲傷的情緒，千萬別把自己關在房間，試著踏出改變的第一步吧！

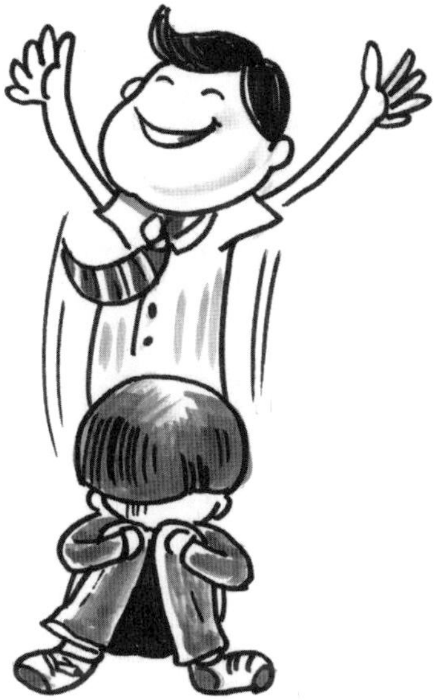

Point

走不出悲傷的深淵，只會讓免疫力越來越差。試著動動身體，就能輕鬆轉換心情。

17

放鬆法

消除緊張情緒的「腹式呼吸法」

當我們情緒激動、興奮或慌張時，身心會處於緊張狀態，這時的呼吸屬於淺呼吸，只有胸腔上下起伏，又稱為「胸式呼吸」。相反地，當我們覺得安心、舒服，全身呈現放鬆狀態，這時的呼吸屬於深呼吸，能舒緩壓力，調節自律神經。判別要點在於：吸氣時，腹部隆起；吐氣時，腹部凹陷，因為腹部會有明顯起伏，所以又稱為「腹式呼吸」。

腹式呼吸能刺激副交感神經，舒緩壓力造成的身心緊張，有助於轉換心情。因為一時緊張，導致血壓上升時，不妨試著深呼吸，腹式呼吸能調節緊張情緒，讓血壓慢慢回到正常值。除此之外，腹式呼吸還能促進新陳代謝，藉由橫膈膜的上下活動，提升心肺功能，促進腸胃蠕動。

Point

藉由「腹式呼吸」刺激副交感神經，就能舒緩身心緊張。

一起來練「腹式呼吸」吧！

盡量慢慢地吸氣吐氣，確實地深呼吸，持續至少三分鐘。

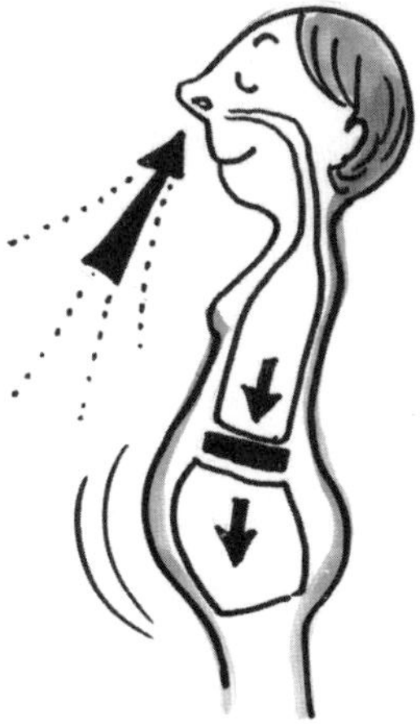

1 以最輕鬆的姿勢，緩緩地吐氣。這時會感覺到腹部緩緩地往內凹，就像要將體內所有的氣全吐出來似的。

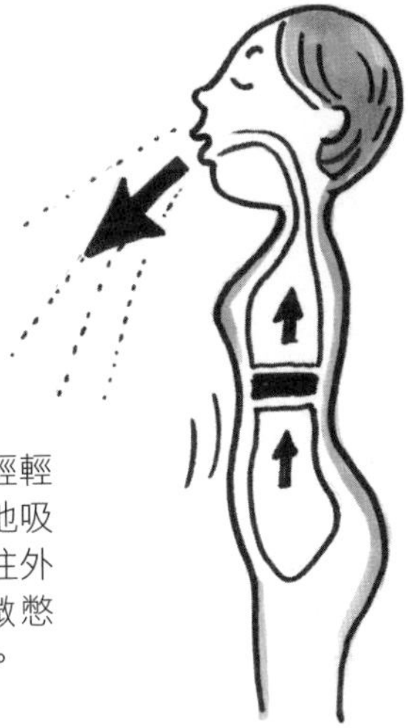

2 吐出體內所有的氣後，輕輕地閉嘴，改用鼻子緩緩地吸氣，這時腹部要緩緩地往外凸起。吸氣之後，稍微憋氣，再重複第一個步驟。

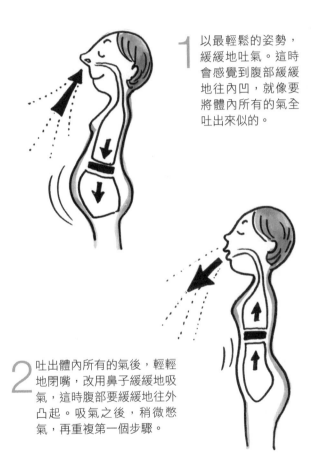

18

放鬆法

聽音樂，也能幫助紓壓

不管是聆聽或是演奏，音樂都能促進身心的健康，提升生活品質，牙醫診所、餐廳、娛樂設施等公共場所會播放音樂，也是基於這個道理。

選一首自己喜歡的曲子，能有效放鬆身心，此時副交感神經活躍，血液循環也會跟著順暢。醫學上確實也有聽音樂能提升免疫力的相關研究報告。

雖然選擇曲子的基本原則是挑選自己喜歡的音樂，反映自己的心情，但有時候配合心情，階段性地選曲反而更有效果。例如，心情低落時，不妨先選一首曲調比較沉抑的曲子，讓情感與音樂同化，達到舒緩的效果。宣洩完情緒之後，再選一首能讓心情沉澱的曲子，待情緒逐漸平復時，最後選一首曲調活潑，能夠提振精神的曲子。因為音樂療法最重要的就是讓心情與音樂同化，悲傷時勉強聽些曲調活潑的曲子，只會招來反效果。

偶爾K歌，也有紓壓效果！

去卡拉ＯＫ千萬不要只當聽眾，偶爾拿起麥克風展露歌喉，才能有效紓壓。因為唱歌時，活動丹田，會同時用到腹式呼吸，橫膈膜上下活動，不僅聲音跟著共鳴，身體也會跟著震動，連帶促進血液循環。唱歌最大的效果莫過於釋放囤積已久的壓力，所以別怕自己五音不全，盡情高歌，釋放壓力就對了！

Point

聽一首能反映心情的曲子，達到紓壓效果。或是盡情高歌，也能有效抒發鬱悶情緒。

19

放鬆法

薰衣草精油能活化白血球，放鬆身心

植物精油的香氣會藉由嗅覺傳達至大腦，然後透過掌管情緒與本能的「大腦邊緣系統」，對身心產生各種效果，這就是我們俗稱的芳香療法（aromatherapie）。每一種植物的效用都不一樣，例如，薰衣草能抒解壓力、安定心神，更有研究報告顯示，薰衣草香能刺激白血球，保護身體免受病菌感染。

每個人都有自己偏愛的香氣，玫瑰、洋柑橘、茶樹、葡萄柚等，選擇自己喜歡的香氣，活用香氛蠟燭及噴劑，就能輕鬆體驗芳香療法帶來的效果。

Point

薰衣草香有安定心神的作用，香氣會透過嗅覺傳達至大腦，讓身心放鬆。

20

放鬆法

「養寵物」也能增加免疫力

研究報告顯示，高血壓患者與寵物互動時，血壓會下降10mm Hg，飼養寵物不但能抑制心臟病、高血壓的惡化，還能藉帶寵物外出散步或與寵物玩耍，保持日常生活必需的運動量。

科學證明飼養寵物確實能舒緩焦躁不安的情緒，就算遇到不開心的事，也能馬上得到撫慰。**不少研究報告都證明與動物互動，能有效舒緩身心緊張，其中又以心理方面的效果最佳**，對於拒絕上學的孩童、受虐兒、獨居老人以及慢性疾病患者等，寵物治療相當有效。

Point

寵物是人類最佳的心靈伴侶，與寵物互動不但能撫慰情緒，還能消除壓力。

21

放鬆法

情緒低落時，更要打扮亮麗

備感壓力時，看著鏡中面有菜色的自己，心情只會更加低落。要是有人在這時候對你說：「你看起來好像很累的樣子」，心情肯定跌落谷底。

若想避免這樣的情況發生，不妨運用色彩療法，選一件能讓自己心情加分的衣服。所謂色彩療法，就是運用色彩產生的心理作用，達到舒緩身心的效果。例如，**靠近臉部的飾品或衣物，可以挑選色調柔和的款式，讓氣色看起來比較好。**本書的監修者奧村康醫師，建議大家心情低落時，不妨選擇色系明亮的衣服，心情焦慮的時候，非常適合穿著具有鬆弛身心效用的粉紅色或明亮的米色。

另外，不妨也試著做做臉部體操，張大嘴，反覆進行發聲練習，或是用手掌輕拍臉頰也行。不但能鬆弛臉部肌肉，更能促進血液循環，臉色會因此紅潤許多，這麼一來，心情也會豁然開朗。

選擇適合的顏色，療癒心靈

根據色彩學專家分析，原色（註）比例越多，視覺刺激越強，也就越容易活躍交感神經，因此臥房等空間不適合用原色裝潢，否則會帶來壓迫感。那麼，什麼色調的房間住起來最舒服、最愜意呢？就像前面所說的，柔和的色調能撫慰心情，例如，綠色讓人心情沉穩，咖啡色給人安全感，藍色有安定心緒的作用。

在這充滿壓力的現代社會，運用顏色的力量，打造一個舒適的空間是相當重要的，畢竟任何人都需要一個能讓自己自在放鬆的地方。

註：原色指不能透過其他顏色混合調配而得出的「基本色」。

Point

柔和的色調，能舒緩壓力，不妨運用色彩學，打造舒適空間。

22

放鬆法

氣功與瑜伽能幫助身心放鬆

東方所謂的「身心合一」，也是氣功與瑜伽的中心思想，**氣功與瑜伽運動都是以「調養身體，調整呼吸，調適心靈」為目的，發展出不同的哲學觀及獨門動作，來刺激副交感神經，讓身心放鬆**。因為心靈狀態會影響自律神經，而自律神經又會影響免疫力，三者環環相扣，密不可分。

數年前，奧村康醫師透過西野流呼吸法創始人西野皓三先生的協助，對「氣與呼吸法的放鬆效果」進行研究。首先安排13位實驗者練習西野流呼吸法，接著觀察他們對於壓力所產生的變化。結果發現13位實驗者中，就有12位確實達到抒壓的效果，NK細胞的活性也跟著提升，由此可見，氣功與瑜伽等的東方呼吸法，確實能放鬆身心。

氣功與瑜伽適合所有人

有些醫療機構甚至會將氣功與瑜伽，列入治療及復健的療程中。無須考慮運動經驗的有無，也沒有體力與年齡的限制，任何人都能根據自己的情況，輕鬆地入門練習，建議大家務必一試！

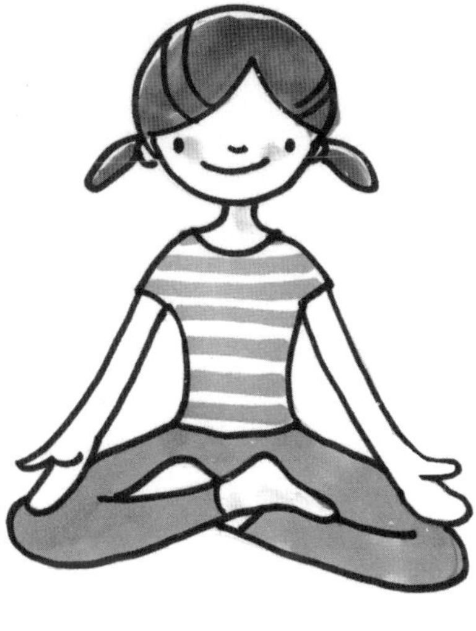

Point

以「身心合一」為目標的氣功與瑜伽，不但能有效紓壓，更能輕鬆調節自律神經。

Part 3

「吃」的習慣，決定你的免疫能力

23

飲食訣竅

吃太飽，反而不健康

現今資訊發達，人們挑選食材時，往往以「吃這個對○○有效」、「吃這個能夠預防○○」為基準。活用健康資訊固然不是壞事，但世界上並沒有只要吃一種，就能營養俱全的食物，過度講求健康效果，不見得能夠攝取到所有人體所需的營養，唯有均衡攝取各種食物，才能營養均衡。

別為了健康，勉強吃某些食物

提升免疫力的飲食秘訣在於吃得愉快、美味又健康。若是因為對健康有益，勉強自己吃下不喜歡的食物，不但失去吃東西的樂趣，更容易形成無形的壓力，導致ＮＫ細胞的活性下降。「三餐吃得愉快又美味」和「忍耐著把食物嚥下肚」，哪一種飲食方式能提升免疫力，可想而知。

吃八分飽，避免疾病上身

便利商店、居酒屋、連鎖快餐店……，24小時營業的商店越來越多，在這個隨時都能飽餐一頓的時代，我們更需要注意食量。如果放縱口腹之慾，不知節制，不但無法提升免疫力，更容易讓各種生活習慣病上身，所以嚴守「八分飽」的飲食原則就對了，飲食不過量，才能為健康加分。

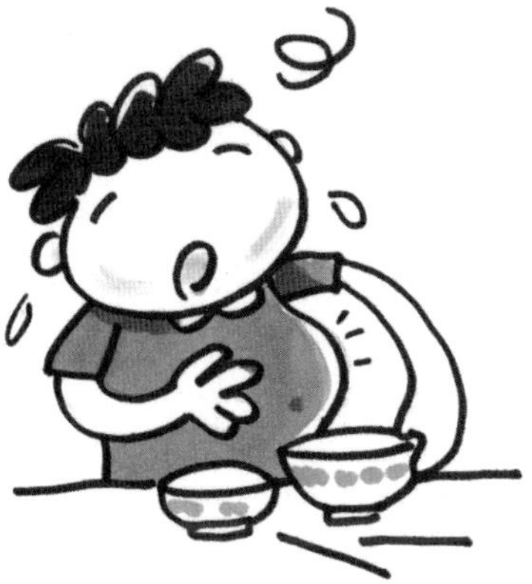

Point

過度講究飲食，只會讓美味減分，吃得愉快又美味，才能提升有效免疫力。

24

飲食訣竅

吃菜比吃肉好？蛋白質是長壽祕訣

「百歲人瑞」是指超過一百歲，依舊很有活力的高齡者。中年後較易罹患的疾病，如癌症、腦中風、心臟病等，似乎與他們無緣，即便罹病也能很快復原。由此可見，**活得健康長壽的人，最大的共通點就是「擁有極佳的免疫力」**。這些高齡者的生活方式有許多值得學習的地方，尤其「飲食習慣」，更是值得研究。

一般人過了中年，便特別注意代謝問題，開始有許多飲食禁忌，像是「少吃肉」、「少吃油炸物」、「不吃甜食」等，總覺得上了年紀，飲食就要清淡一些，不然就是誤以為「吃青菜比吃肉好」。然而那些健康長壽的高齡者，卻是毫不忌口，因為他們知道「吃得好」最重要，但絕對不會暴飲暴食，嚴守「餐餐八分飽」的習慣，是一大共通點。

從蛋、肉、魚中，攝取好的蛋白質

根據醫療研究單位的長期追蹤發現，營養狀況指標之一的「血清白蛋白」（註）數值越高的人，活得越長壽；反之，數值越低的人，罹患肺炎等傳染性疾病的機率越高。換句話說，**一旦血液中的蛋白質不足，免疫力就會跟著下降。**

根據資料顯示，每人每天建議的蛋白質攝取量，分別為男性60公克，女性50公克。可見從蛋、肉與魚類等攝取人體所需的蛋白質，是非常重要的。尤其年長者更需適量補充蛋白質，才能增強免疫力。

註：「血清白蛋白」為血液中的一種蛋白質，與維持血液的正常滲透壓有關，可以用來評估一個人的營養狀況。

Point

年者長也需適量攝取肉類，千萬別過度偏食，讓體內缺乏蛋白質。

25

飲食訣竅

膽固醇太高要人命，太低也不好！

「膽固醇」一向給人負面印象，讓人避之唯恐不及，但近年來國外調查研究發現，如果你不是心血管疾病或遺傳性高血脂患者，總膽固醇值太高或過低，都必須注意！

膽固醇是製造「細胞膜」的材料，是人體不可或缺的成分，更是腦部營養的重要來源。一旦缺乏膽固醇，血管就會變得脆弱，大腦運作跟著遲鈍，連帶也會影響荷爾蒙的分泌。另一方面，膽固醇值偏低的人，免疫力也會跟著下降。

根據追蹤服用降膽固醇藥物患者所進行的調查顯示，總膽固醇值不到180的人，罹患癌症死亡的人數，比總膽固醇值超過280的人，整整多出5倍。此外，也有報告顯示，**總膽固醇值偏低的人，罹患憂鬱症等精神方面疾病的比例較高。**

常吃魚，吃肉則要避免油脂部位

膽固醇過量會造成各式心血管疾病，許多人因此誤以為「膽固醇值要越低越好」，因此堅決不碰蛋、肉類以及油炸食物，然而過度偏食，只會讓體內缺乏蛋白質，免疫力大幅降低。

如前面所說的，健康又有活力的高齡者都會確實攝取蛋白質，總膽固醇值才不會偏低。其實重要的是「如何攝取」，保持體內適量的膽固醇，才是聰明的養生之道。**慎選肉類，避免油脂較多的部位，以及常吃魚類**，都是讓你「吃得健康」的訣竅。

Point

「總膽固醇值」偏低的人，不但免疫力較差，更容易罹患憂鬱症及癌症！

26

飲食訣竅

食物能活腦強身，不能禁食

無論內臟、骨骼、肌肉還是大腦，身體各個部位要是不常使用，沒有給予適當的刺激，便會逐漸退化。**免疫功能也一樣，如果沒有給予一定程度的刺激，就會漸漸地變得遲鈍**。

「吃」這個動作不單是咀嚼食物；「喝」也不只是吸收營養，吃、喝能給予身體良性的刺激。「咀嚼」能活化腦部的中樞功能，唾液更具有殺菌作用，有助於消化吸收。吃進肚子裡的食物經過食道、胃部，再進入腸道，食物消化的過程不但可以刺激黏膜，還能活化免疫細胞。

如果只以點滴來攝取營養，唾液量便會大幅減少，口腔黏膜容易孳生細菌，另外因為大腦未受刺激，「飲食誘導性體熱產生」（註）也會跟著降低。

不吃東西，腸道就會退化

要是沒有進食，就不會分泌胃液和膽汁，腸道黏膜上的免疫細胞無法受到刺激，便會逐漸退化，容易引發感冒、感染疾病。因此，就算年邁體弱，滿口假牙，也要靠自己進食、咀嚼食物，才能避免免疫力下降。

註：飲食誘導性體熱產生是指咀嚼、消化或吸收等伴隨著飲食所需的能量消耗，簡稱DIT。

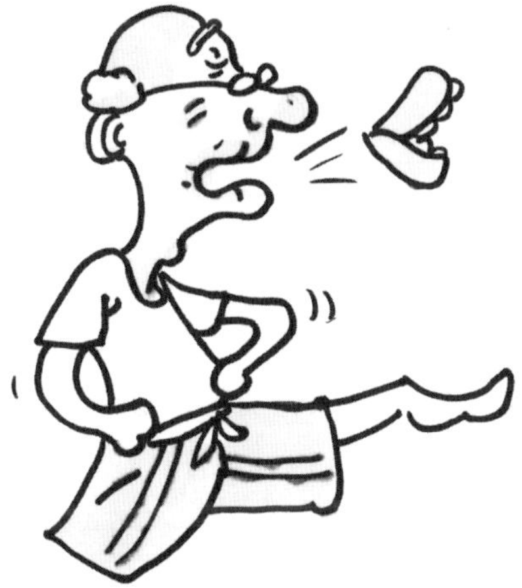

Point

「咀嚼」能刺激大腦功能，分泌唾液，更能刺激消化道黏膜，提升免疫力。

27

飲食訣竅

「細嚼慢嚥」才能產生熱能

人體在吃東西和消化吸收時，都會產生熱能，也就是所謂的「攝食生熱效應」（註），而消耗熱量的途徑有三，其中以基礎代謝最高，約佔60％，其次是身體活動如走路、運動等，約佔30％，剩下10％來自食物的消化吸收。

「細嚼慢嚥」不但能讓身體變得暖和，還能活化免疫細胞，因此千萬不能忽視消化飲食所代謝的熱量。藉由「咀嚼」刺激交感神經，可以促進能量的消耗，咀嚼的次數越多，產生的熱能越高。若缺少了咀嚼的過程，那麼所產生的熱能將大幅減少。

註：攝食生熱效應是指人體為了消化吸收，而消耗熱量，使體溫上升，幫助食物代謝。

Point

「細嚼慢嚥」能讓身體產生熱能，進而活化免疫細胞。

28

飲食訣竅

抗生素別亂吃，會破壞腸道好菌

雖然抗生素能有效抑制細菌感染及發炎等症狀，但消滅害菌的同時，也會殺死腸道內的益生菌。如此一來，害菌便會趁勢坐大，形成「菌交替現象」（註）。不少人服用抗生素後，會出現軟便或腹瀉，要是這些症狀持續，應立即就診。

另外，為避免菌交替現象引發的各式過敏性疾病，建議在按照醫師指示服畢抗生素後，最好持續兩個禮拜，多吃優格等食品，改善腸道環境。

註：「菌交替現象」是指生物體內正常菌群減少，少數的稀有菌種異常增生，破壞正常菌種的現象，這是服用抗生素後，常會出現的一種現象。

Point

抗生素會連帶殺死腸道內的益生菌，在服用後，最好多吃些優格，中和腸道。

29

益生菌

多喝養樂多、優酪乳，整頓腸道環境

腸道負責把關由口腔進入體內的所有異物和細菌，因此聚集了許多免疫細胞。一旦腸道環境變差，腸道免疫功能便大受影響，身體免疫力也會跟著下降。因此，**若想維持良好的腸道環境，就要積極攝取「比菲德氏菌」等益生菌。**

益生菌是「活菌」，能有效整頓腸道環境，帶來對人體有益的微生物。超市的乳製品販售區都可以看到，建議大家不妨多吃。其實不只是優格、養樂多、乳酸菌飲料等可以補充好菌，納豆、味增、醬油和醃漬物等發酵食品也富含益生菌，其他例如寡糖，也是促進腸道益菌增生的好幫手。

補充益生菌，腸道就會好

「益生菌」與專門殺死病原菌的「抗生素」（antibiotics）是完全相反的東

西。當抗生素與壞菌間的殊死戰越趨白熱化時，人們才開始注意到「預防勝於治療」的重要性。**與其施打抗生素，不如平常積極攝取益生菌，腸道環境變好，免疫力自然也就跟著提升。**

Point

打造充滿「益生菌」的腸道環境，就能活化腸道黏膜的免疫細胞。

益生菌能幫助腸道，強化免疫力，具有以下特點：

- 安全
- 有益人體健康
- 能存活於胃液和膽汁等較酸的環境中
- 本來就存在於腸道內的菌群中
- 能在腸道內增生
- 在食品中依舊維持有效菌數量
- 價錢便宜，容易取得

30

益生菌

長壽的人，幾乎天天吃優格

只要天天吃優格，就能輕鬆攝取益生菌，建議每天吃200～300公克，效果最好。

優格富含比菲德氏菌等乳酸菌，不但能削弱害菌的惡勢力，擴張益生菌的地盤，還能整頓腸道環境，活化NK細胞。

然而，由食物中攝取的比菲德氏菌無法久居腸道，如果不持續攝取，數量只會越來越少，因此建議大家儘可能每天攝取，維持腸道內益生菌

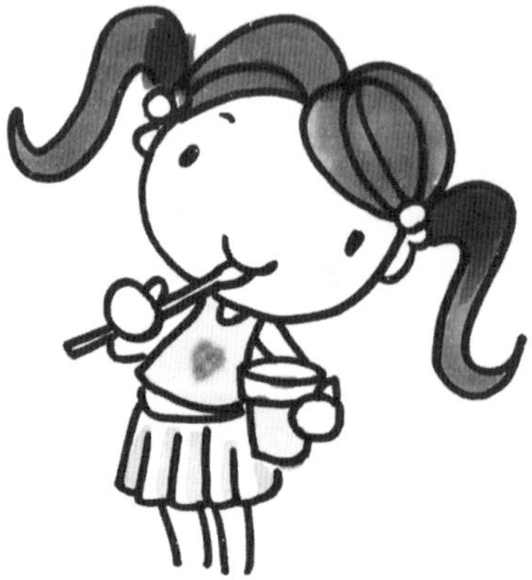

的數量。事實證明，**長壽地區人們普遍都有吃優格的習慣**。

配合體質，選擇好優格

近來市面上出現許多強調特定效用的「機能性優格」，包裝上印有「LG」、「LC」、「養樂多菌」等字樣，依乳酸菌種類與菌株的不同，有的強調增強益生菌效果，有的標榜強化免疫力，有的則主打改善過敏症狀，有效抵抗幽門螺旋桿菌，這些強調健康效果的商品，基本上皆屬保健食品。

建議配合個人的體質與狀況，選擇適合自己的機能性優格食用。

Point

比菲德氏菌無法久居腸道，須時常攝取，天天吃優格，有助於提升免疫力。

31

益生菌

飯後吃優格，比空腹吃有效！

如果在空腹時吃下優格，乳酸菌容易被胃酸吞噬，無法順利抵達腸道，發揮作用。那麼，如果想幫助消化，促進排便順暢，什麼時候吃優格的效果最好呢？

乳製品廠商針對有便秘問題的女大學生進行調查，結果顯示，三餐飯後各吃一次優格，持續3～4週後，平均排便次數約可增加1.5～1.8倍。另外，研究更發現，**在有排便習慣的時間吃下優格，效果最好，例如，習慣早上排便的人，吃優格的最佳時間就是吃完早餐後**，建議各位讀者不妨也親身體驗看看。

Point

吃優格能調整腸道環境，避免便秘。飯後吃，效果更好。

32

益生菌

泡菜也有乳酸菌？

一聽到乳酸菌，大家想必都會聯想到乳製品吧？其實，**味噌、醬油、醃漬物等，都是植物性乳酸菌製成的發酵食品，富含優質的益生菌**。味噌、醬油含有豐富的「嗜鹽片球菌」（Pediococcus halophilus），醃漬物含有「比菲德氏龍根菌」、「乳酸桿菌」等，這些益生菌能經由食物進入腸道，讓腸道內的益生菌增多，免疫力自然跟著提升。

此外，**像是直接吃沒洗過的泡菜，也能完全攝取泡菜裡豐富的乳酸菌**，只要注意食用量以及口味輕重，不要吃太鹹，便能吃得健康又安心。

Point

植物性乳酸菌能改善腸道環境，在味噌、醬油與醃漬物中，都可以攝取到。

33

益生菌

每天吃50克納豆，有效增強免疫力

納豆是日本最具代表性的發酵食品之一，而納豆中獨特的「納豆菌」，也是世界數一數二的優質益生菌。實驗證明，納豆菌的萃取物能有效活化ＮＫ細胞，另外，納豆菌的抗酸性也很強，能躲過胃酸與膽汁的侵蝕，一路平安地抵達大腸。而且納豆菌的抗菌效果一流，能抑制幽門螺旋桿菌增生，避免罹患胃潰瘍和十二指腸潰瘍。

大豆發酵過程中，維他命B2會增加好幾倍。維他命B2與細胞再生息息相關，一旦缺乏便容易引起口腔潰瘍，導致黏膜的免疫力降低。另外，**實驗證明納豆中的「納豆激酶」能溶解血栓，促進血液流通，有效預防罹患腦梗塞與失智症**。由於納豆激酶的效用約能持續8小時，因此，建議各位不妨在晚餐食用納豆，讓效用持續作用一整夜。

吃泡菜配納豆，攝取豐富益生菌

調查發現，一次食用約50克的納豆，效果最好，能預防腦梗塞等容易發作於深夜到黎明間的缺血性疾病。納豆料理方式很多，除了蔥與柴魚的基本組合之外，像是海帶芽與秋葵，就是富含膳食纖維的組合，不但可以整頓腸道，還能強化免疫力。另外，**泡菜與納豆也是絕妙組合，能攝取到雙倍的益生菌**。

Point

納豆菌能活化ＮＫ細胞，每天吃50克的納豆，就能輕鬆增強免疫力。

34

菇類

「香菇」是提升免疫力的最佳食材

「多醣體」屬於膳食纖維的一種，能活化NK細胞，增強免疫力。幾乎所有菇類都含有多醣體，**實驗證明從香菇萃取出來的多醣體，能有效預防癌症的復發及轉移，對研發抗癌藥物，有極大的功效。**

菇類之所以能夠提升免疫力，除了含有多醣體之外，也富含膳食纖維。膳食纖維能夠整頓腸道環境，讓益生菌占優勢，藉以活化腸道黏膜的免疫細胞。

此外，膳食纖維還能刺激腸道蠕動，解決惱人的便秘問題，更能吸取體內多餘的膽固醇，將廢物排出體外。因此多吃菇類能維持腸道健康，預防慢性病。

更何況，菇類還有一個最大的好處，就是富含維他命B1、B2與菸鹼酸。

菇類零熱量，能控制體重

維他命B1、B2除了守護皮膚與黏膜的健康之外，也能幫助安定心神。此外，身體為了分解酒精，會消耗大量的菸鹼酸，**因此，喜歡喝兩杯的人更要多吃菇類，以攝取足夠的菸鹼酸。**

菇類的種類繁多，味道香甜，能搭配眾多食材，一起食用，可說是中西式料理都不可或缺的重要食材。菇類沒有熱量，就算吃多了也不怕胖，甚至還能抑制卡路里的增加。

Point

菇類富含多醣體，能活化NK細胞，膳食纖維更能增進腸道免疫力。

35

菇類

多吃「舞菇」，抗癌最有效

舞菇除了富含葡聚醣之外，還含有特殊的營養成分D-fraction與X-fraction，不但能提升免疫力，更能有效抗癌。尤其D-fraction，美國醫療界將它用於癌症治療，成果頗豐，X-fraction則可以促進胰島素分泌，有效預防糖尿病。

舞菇整株都富含營養成分，更耐久放，不容易腐壞，很適合存放冰箱做為常備食材。建議大家每天吃點舞菇，一定能為健康再加分！

Point

舞菇富含特殊營養成分，能活化免疫細胞，抗癌效果極佳。

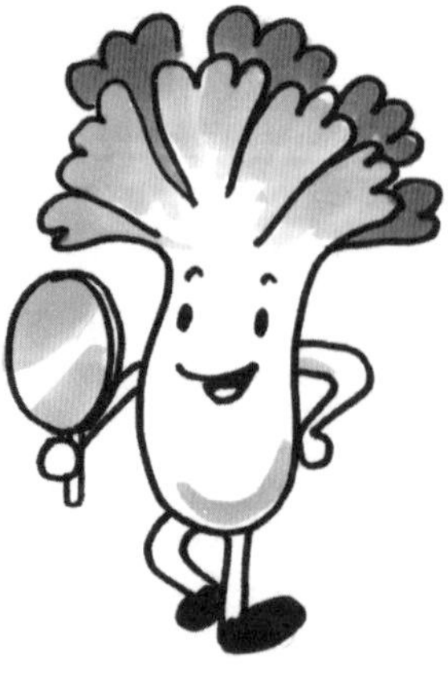

36

菇類

多吃香菇，可改善過敏性皮膚炎

香菇之所以被譽為「養生聖品」，是因為**香菇裡含有一種稱為「香菇多醣」**的特殊營養成分，**不但能活化，還能改善過敏性皮膚炎等症狀，增強免疫力**。此外，香菇還含有能降低膽固醇的「香菇嘌呤物質」（eritadenine），以及一曬到陽光，便會轉變成維他命D的「麥角固醇」，能預防各種疾病。

無論是生香菇還是香菇乾，都富含這些營養成分，試著活用香菇，做出一道道美味又健康的料理吧！

Point

香菇多醣體能活化免疫細胞，香菇嘌呤物質更能有效降低膽固醇！

37

植化素

植化素能活化免疫細胞，改善過敏

我們都知道，碳水化合物、脂肪、蛋白質、維他命、礦物質是五大營養素，加上膳食纖維，合稱六大基本營養素。然而，近幾年來又多了一個備受矚目的第七大營養素——「植化素」。植化素種類繁多，目前所知至少超過一萬種，主要來自蔬菜水果的色素、香味，還有我們比較排斥的味道，像是「苦味」、「澀味」、「嗆味」等。植化素不只讓每種食物有特殊的顏色和味道，更是植物的保護色。

植化素與體內必須的五大營養素不同，就算缺乏也不會引發疾病。然而，**植化素具有良好的抗氧化功能，能去除活性氧，防止身體老化，更能預防各種慢性病，是對人體有益無害的營養素。**不僅如此，植化素還能活化巨噬細胞，提升免疫力，有效預防癌症，改善過敏體質。

那些食物含有「植化素」？

<table>
<tr><th>食材</th><th>植化素</th><th colspan="2">分類</th></tr>
<tr><td>藍莓、紅酒、葡萄等</td><td>花青素</td><td rowspan="12">多酚</td><td rowspan="7">類黃酮</td></tr>
<tr><td>洋蔥、綠色花椰菜</td><td>槲黃素</td></tr>
<tr><td>蕎麥、蘆筍</td><td>芸香素</td></tr>
<tr><td>檸檬、萊姆</td><td>草次苷</td></tr>
<tr><td>紫蘇、芹菜、青椒</td><td>木犀草素</td></tr>
<tr><td>茶類</td><td>兒茶素</td></tr>
<tr><td>大豆</td><td>異黃酮</td></tr>
<tr><td>咖啡豆、牛蒡</td><td>綠原酸</td><td rowspan="5">非類黃酮</td></tr>
<tr><td>紫蘇、檸檬香蜂草</td><td>迷迭香酸</td></tr>
<tr><td>芝麻</td><td>木質素
（芝麻素、芝麻林素、芝麻粕）</td></tr>
<tr><td>鬱金香</td><td>薑黃素</td></tr>
<tr><td>茶、紅酒</td><td>單寧</td></tr>
<tr><td>綠色花椰菜、包心菜</td><td>蘿蔔硫素</td><td rowspan="3">硫化物</td><td rowspan="2">異硫氰酸鹽</td></tr>
<tr><td>山葵</td><td>異硫氰酸丙烯酯</td></tr>
<tr><td>大蒜、葱類</td><td>甲基半胱氨酸硫氧化物</td><td>半胱氨酸亞</td></tr>
</table>

Point

植化素能活化免疫細胞，預防疾病，改善過敏體質。

<table>
<tr><th>食材</th><th>植化素</th><th colspan="2">分類</th></tr>
<tr><td>胡蘿蔔、南瓜</td><td>β-胡蘿蔔素</td><td rowspan="6">類胡蘿蔔素</td><td rowspan="3">胡蘿蔔素</td></tr>
<tr><td>番茄</td><td>茄紅素</td></tr>
<tr><td>溫州橘</td><td>β-隱黃素</td></tr>
<tr><td>紅椒、辣椒</td><td>辣椒紅素</td><td rowspan="3">葉黃素類</td></tr>
<tr><td>鮭魚、鹹鮭魚子、蝦子、蟹殼</td><td>蝦紅素</td></tr>
<tr><td>菠菜、玉米</td><td>葉黃素</td></tr>
<tr><td>昆布、海藻</td><td>褐藻糖膠</td><td colspan="2" rowspan="3">醣類相關物質</td></tr>
<tr><td>香菇</td><td>β-聚葡萄醣</td></tr>
<tr><td>蘋果</td><td>果膠</td></tr>
<tr><td>魷魚、章魚等</td><td>牛磺酸</td><td colspan="2" rowspan="2">胺基酸相關物質</td></tr>
<tr><td>酵母、肝臟</td><td>穀胱甘肽</td></tr>
<tr><td>香蕉</td><td>檸檬烯</td><td colspan="2" rowspan="3">香氣成分</td></tr>
<tr><td>柑橘類</td><td>檸檬油精</td></tr>
<tr><td>薑</td><td>薑辣素</td></tr>
</table>

38

植化素

「綠花椰菜」是免疫聖品

綠色花椰菜富含「蘿蔔硫素」，可說是增進免疫力的最佳食物。

屬於油菜科的蔬菜多富含植化物「蘿蔔硫素」，可幫助抗氧化酵素生成，發揮抗氧化功能。相較於攝取幾小時後便失去效用的維他命C和E，這類蔬菜的抗氧化作用較持久，至少可以持續3天，還能提升免疫力，防止身體老化。綠色花椰菜除了富含蘿蔔硫素，還含有槲黃素、芸香素等各種植化素，有超強的解毒與抗癌效用。

另外，綠色花椰菜也含有豐富的β胡蘿蔔素與維他命C。β胡蘿蔔素不只具有超強的抗氧化功能，還會因應身體需要，轉化成維他命A，站在免疫的最前線，保護黏膜與皮膚；維他命C是不可或缺的抗壓高手，可以活化巨噬細胞和NK細胞。

此外，菜芽比成形的綠色花椰菜，更富含好幾倍的蘿蔔硫素。其他**像是紫椰菜芽、蘿蔔纓等油菜科的嫩芽，也都可以輕鬆生食，是提升免疫力的聖品。**

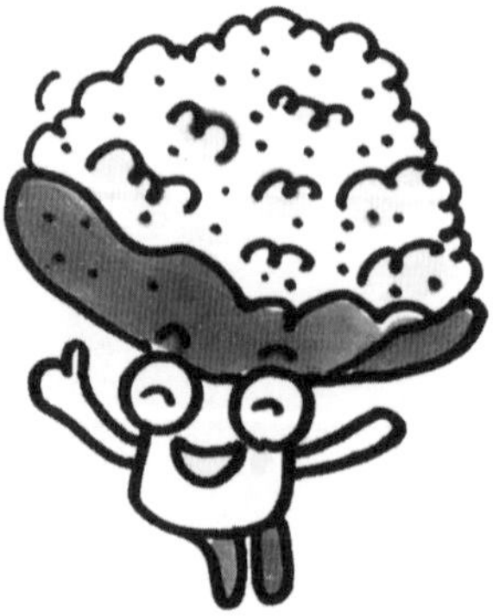

Point

富含蘿蔔硫素等多種植化素的花椰菜，不但能活化免疫細胞，還能抗癌。

39

植化素

菜芯丟掉不吃？免疫效果打折扣！

高麗菜富含植化素與維他命，具有良好的抗氧化功能，還富含「吲哚」等具有解毒功能的成分。胃腸藥裡最有名的成分——高麗菜萃取物（cabagin維他命U），就是保護胃壁黏膜的利器。

除此之外，高麗菜更富含有效活化NK細胞的維他命C與β胡蘿蔔素，這些維他命大多存在於高麗菜芯，**因此建議各位整個食用，攝取完整的營養，切掉菜芯不吃就太可惜了。**高麗菜可以做成沙拉，也可以醃漬發酵，攝取發酵後產生的益生菌，免疫效果更好。

Point

高麗菜含有豐富的硫化物與維他命，做成醃漬物更能攝取益生菌，營養加倍。

40

植化素

壓力大，可多吃「白花椰菜」

不只綠色花椰菜營養豐富，白色花椰菜也富含各種植化素，例如異硫氰酸丙烯酯、硫配醣體、甲基烯丙基化三琉、植物固醇等，不但能抗癌，還能去除活性氧，有效提升免疫力。

此外，白色花椰菜也富含維他命C及B群，營養豐富。維他命C的抗熱性很強，就算加熱也還保有70%，**因此白色花椰菜無論生食或熟食，都能完正攝取其中的維他命C，不僅能有效提升NK細胞活性，更是不可多得的「抗壓聖品」**。

Point

白色花椰菜含有能提升免疫力的特殊成分，更富有抗熱性強的維他命C，能守護免疫功能。

41

植化素

番茄越紅，「茄紅素」含量越多

番茄鮮艷欲滴的紅色，其實就是「茄紅素」的顏色。不少研究報告都指出茄紅素能調節失衡的細胞毒T細胞，改善花粉與塵　等過敏症狀，增進免疫力。另外，茄紅素還有極佳的抗氧化功能，是β胡蘿蔔素的2倍，維他命E的100倍。

番茄也富含維他命C與β胡蘿蔔素。維他命C能活化NK細胞，增強對流行性感冒病毒的免疫力；β胡蘿蔔素會因應人體需求，轉換成維他命A，保護皮膚與黏膜，不僅增進免疫力，還能抗氧化。

番茄越熟，越營養

越熟的番茄外表色澤越紅，相對地茄紅素含量也越多，因此購買番茄時，應選擇色澤鮮紅的熟成番茄，茄紅素含量最多。近年來，番茄品種越來越多，有外表圓潤討喜的小番茄，也有細長形，甜度好比水果的番茄，一年到頭都能看到各式各樣的番茄品種。

番茄既是水果也是蔬菜，不但能生食，煎、煮、炒也一樣美味，還能做成美味的果醬、果凍等甜點，調理方式多變。另外，番茄罐頭和果汁同樣富含茄紅素，而且比生番茄來得便宜、方便，也是料理時不錯的選擇。

Point

鮮紅的「熟成番茄」富含茄紅素，能有效改善過敏體質。

42

植化素

抗過敏，多吃「紫蘇」最有效

紫蘇含有「木犀草素」，是隸屬於類黃酮的色素成分。**這種成分能抑制T細胞釋放的訊號，除了能調節免疫功能外，也被廣泛用於治療「過敏性皮膚炎」**。紅紫蘇富含隸屬多酚類的「迷迭香酸」，能夠抑制過敏反應，舒緩過敏發炎的症狀，對治療花粉症非常有效。

「青紫蘇」可用來涼拌、做成沙拉，用來拌飯也相當美味營養；「紅紫蘇」可以打成果汁，隨個人喜好，加些醋調味會更爽口。

Point

木犀草素與迷迭香酸能舒緩過敏症狀，更能治療花粉症。

43

植化素

「芝麻」營養豐富好吸收

芝麻是富含多種營養的健康聖品，含有特殊的植化素，像是芝麻木酚素、芝麻林素、芝麻粕等。芝麻木酚素可以提升免疫力，不僅能抑制對食物的過敏反應，還能抑制癌細胞的增生。此外，**芝麻具有極佳的抗氧化功能，可以有效降低膽固醇及血壓，預防高血壓等生活習慣病，間接提升免疫功能**。

芝麻雖小，卻富含多種營養素，像是「黑芝麻」富含花青素，不但能防止細胞老化，還能活化免疫細胞。

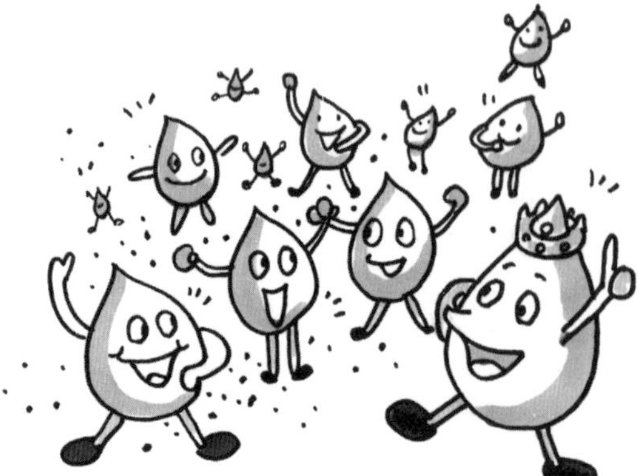

另外，芝麻也含有維他命B6與維他命E，能活化B細胞，促進抗體生成，更含有調節自律神經不可或缺的鈣，以及維持身體抵抗力的鐵。

建議將芝麻堅硬的外殼搗碎，做成芝麻粉、芝麻糊、芝麻醬等，更能有效吸收芝麻富含的營養成分。

Point

芝麻含有多種植化素與營養素，是提升抵抗力不可多得的健康聖品。

44

植化素

蓮藕富含纖維，能促進排泄

蓮藕含有單寧、綠原酸等多酚類。這些多酚類能有效抑制IgA抗體生成，舒緩過敏反應，對於改善花粉症也很有效。而且蓮藕富含維他命C，能活化NK細胞，預防感冒。

蓮藕切開時，和秋葵一樣，有一種特別的黏液，這種黏稠的感覺來自多醣體「黏蛋白」，屬於水溶性膳食纖維，不但能促進蛋白質的吸收，也能提升免疫力。另外，蓮藕也富含非水溶性膳食纖維，能刺激腸胃蠕動，改善腸道環境。

Point

多酚類能舒緩過敏反應，蓮藕富含膳食纖維，有助於提升腸道免疫力。

45

植化素

牛蒡不削皮，完整吃最健康

切牛蒡時，會發現靜置一段時間後切口的部分氧化變黑，這是因為**牛蒡富含多酚類的單寧與綠原酸，尤其以牛蒡的表皮含量最多。因此料理時建議不要削皮，保存牛蒡本身的營養**，只要用刀背稍微刷過表面，沖洗後便能去除澀味。

單寧酸與綠原酸具有極佳的抗氧化功能，能夠去除傷害細胞的活性氧。另外，牛蒡含有「木質素」（Lignin），能有效抗癌，也富含水溶性膳食纖維「菊糖」（Inulin），可以在腸道內分解成為寡糖，不被體內的消化酵素吸收。寡糖能增加腸道內的益生菌，改善腸道環境。

Point

牛蒡表皮富含各種營養素，其中，「膳食纖維」更有抗癌效用。

46

植化素

昆布做成涼拌菜，比熬湯更營養

昆布含有一種叫做「褐藻糖膠」的多醣類植化素，不但能活化ＮＫ細胞與巨噬細胞，更能抗癌。此外，昆布還含有許多礦物質，尤其富含鈣和鐵，人體一旦缺乏這兩種礦物質，就會焦躁不安、容易疲勞，免疫力也會跟著下降。

既然昆布如此營養，當然要懂得充分利用，除了熬煮高湯外，建議大家不妨直接食用，攝取更完整的營養。可在切片後加些薑與紫蘇一起燉煮，或做成涼拌菜也很好吃。

Point

昆布中的「褐藻糖膠」能活化免疫細胞，「礦物質」則能預防免疫力下降。

47

硫化物

大蒜剁碎或加熱，營養更豐富

大蒜一直以來被視為活力的來源，秘密就在於大蒜中的「硫化物」。**大蒜含有多種硫化物，不僅抗氧化與解毒的效果極佳，還能增進免疫力，預防疾病。此外，實驗更證明，有機硫化物能有效抑制癌細胞生長，目前正廣泛運用於醫療研究中。**

「硫化物」非常不穩定，有著千變萬化的性質，只要細胞遭到破壞，就會與酵素間產生化學反應，生成新成分。例如蒜素就是蒜氨素與酵素反應後產生的成分；維他命B1可經過化學反應合成為大蒜硫胺素，不僅容易吸收、分解，更能穩定維他命B6的作用。此外，蒜素加熱會分解、產生硫磺化合物，增進新陳代謝，促使血液循環順暢。因此調理大蒜時，不妨加熱、剁碎或磨成泥狀，破壞硫化物的結構，讓營養更為豐富。

多吃大蒜，還能抗過敏

除了硫化物外，大蒜也富含維他命B6。維他命B6是維持免疫功能非常重要的營養素，更是代謝蛋白質和碳水化合物時，不可或缺的成分。缺乏維他命B6，容易引發過敏，出現口腔潰瘍、皮膚癌以及蕁麻疹等症狀。

Point

大蒜含有硫化物，是活力的來源，能打造抗過敏的強健身體。

48

硫化物

「洋蔥炒豬肉」，營養效果最好

切洋蔥與大蒜時，四周總彌漫一股難聞的刺鼻嗆味吧？這股刺鼻的嗆味就是硫化物。**洋蔥和大蒜、蔥一樣，都富含多種硫化物，最具代表性的莫過於蒜素，不但能抗氧化，去除活性氧，還能活化免疫功能。**

身體和神經一旦疲勞，就會形成壓力，導致免疫力下降。蒜素也能促進維他命B1的吸收，有效消除疲勞，提升注意力。此外，洋蔥含有阿藿烯、烯丙基硫醚等硫化物，能預防各種生活習慣病；具有強力殺菌功能的蒜素，則是能有效抵抗霍亂等病菌。

另外，青葱富含維他命B1，因此，**洋蔥與青蔥建議搭配同樣富含維他命B1的「豬肉」**一起食用，營養效果更好。

蔥白能殺菌，更能治感冒

蔥白的辛辣氣味，更是一種特別的植化素，有極佳的殺菌功能，民間常用於治療感冒。除此之外，也能改善寒冷體質，促進血液循環，調整自律神經，預防天冷引起的免疫力下降。

Point

洋蔥與青蔥富含硫化物，與豬肉一起調理，美味又健康。

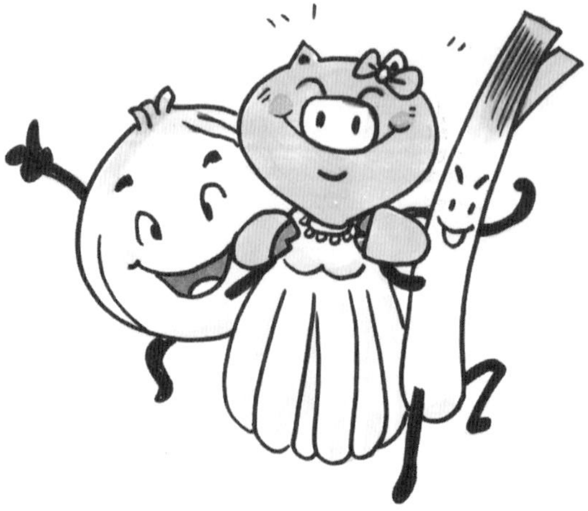

49

硫化物

吃水芹能改善氣喘

水芹（註）**富含一種帶嗆味的硫化物，能改善氣喘等過敏症狀，抑制沾附於喉嚨、支氣管黏膜上的細菌與病毒所引起的過敏反應，避免發炎。**此外水芹也富含β胡蘿蔔素與維他命C，能有效提升免疫力。

因為硫化物是一種組織遭到破壞後，才能發揮效用的成分，因此將水芹剁碎，效果更好。水芹一向被視為點綴用的菜，其實，不管是拌沙拉、汆燙還是和肉一起拌炒，都很適合。

註：水芹（Watercress）又稱西洋菜或豆瓣菜，為水生草本植物，在港式料理中相當常見，多用於煲湯。

Point

水芹富含硫化物，能抑制過敏反應，提升免疫力。

50

維他命

胡蘿蔔葉的營養素，比根部多五倍

維他命A是胡蘿蔔中的主要營養素，可以幫助修復黏膜組織。人體口鼻等器官表面的黏膜組織是免疫的第一道防線，存在許多免疫細胞，可防止病原體入侵體內，而維他命A正是保護皮膚與黏膜不可或缺的營養素。

胡蘿蔔也富含花青素，隸屬類黃酮的花青素具有極佳的抗氧化功能，不但能增進免疫力，還能預防癌症與各種生活習慣病。另外，胡蘿蔔的香氣成分中，含有能調節自律神經的「萜烴」，也富含膳食纖維，可以改善腸道環境，促進排泄。

維他命A與「萜烴」都屬於脂溶性維他命，過油烹煮後能促進維他命的吸收。尤其使用富含不飽和脂肪酸的橄欖油，更能預防代謝症候群。此外，**胡蘿蔔的葉子也營養滿點，不僅富含維他命A與β胡蘿蔔素，維他命C含量更是根部的**

五倍，因此鼓勵大家連同葉子一起食用，以攝取完整的營養素。

胡蘿蔔不管煎、煮、炒、炸，或做成天婦羅都很美味，不妨試試看吧！

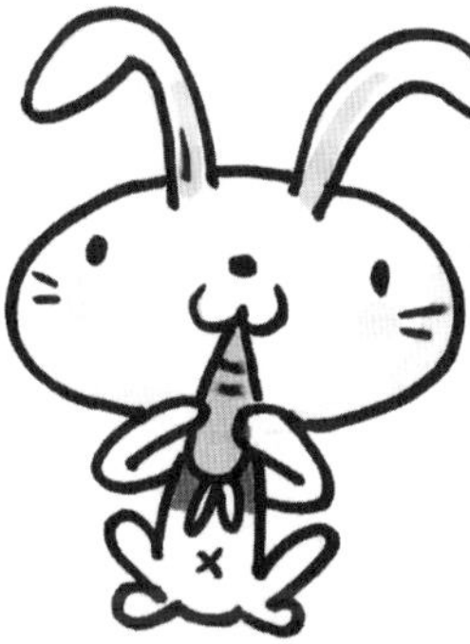

Point

胡蘿蔔富含維他命Ａ，能保護身為免疫系統第一道防線的皮膚與黏膜組織。

51

維他命

多吃大豆，可增加腸道好菌

大豆擁有媲美肉類的蛋白質，因此被稱為「產於農田的肉」，可以提供人體優質的植物性蛋白質。大豆不但含有維他命與礦物質，也富含植化素，堪稱營養聖品。美國國立癌症研究中心曾根據長年的免疫學研究結果，發表一份預防癌症的食物清單，大豆則名列第八名。

大豆的蛋白質富含許多人體必需的胺基酸，不僅能促進消化吸收，也是製造細胞不可或缺的基本材料。另外，大豆也含有豐富的維他命B群，其中維他命B6是維持免疫細胞平衡的必需品，一旦缺乏，T細胞的功能便會迅速下降；維他命B1則能安定心神，可以有效預防因為壓力而造成免疫力下降。

此外，大豆也含有鈣、鐵、亞鉛等礦物質。鈣能調節自律神經；鐵可以預防貧血，提振精神；亞鉛則與T細胞有關，一旦缺乏，抵抗力就會跟著下降。

大豆也能幫助抗氧化

大豆不只富含膳食纖維，也含有寡糖，能促進腸道內比菲德氏菌的增生，因此多吃大豆，可以增加腸道內的益生菌，增進腸道免疫力。除此之外，大豆也富含的植化素，具有極佳的抗氧化作用，能去除活性氧，提升免疫力。

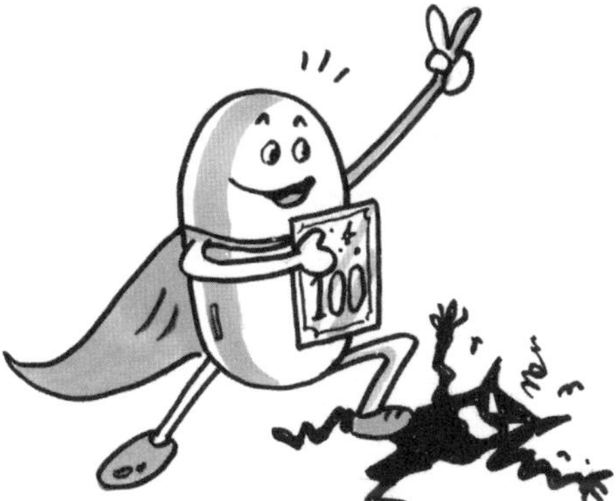

Point

大豆富含蛋白質、維他命，能製造元氣滿滿的細胞；膳食纖維與寡糖則能整頓腸道環境。

52 維他命

疲累時，不妨喝杯茶吧！

當我們想喘口氣，休息一下時，常會說：「喝杯茶吧！」喝茶的確有放鬆心情，提振精神的效用。當我們忙於工作，神情緊繃時，交感神經會處於興奮狀態，長時間下來容易形成壓力，導致身心俱疲。這時請喘口氣，鬆弛一下緊張的情緒，壓力會導致免疫力下降，不妨養成喝杯茶，調整自律神經的好習慣。

茶葉含有各種能增進免疫力的營養成分，例如維他命C不僅能鎮定心神，消除壓力，還能活化巨噬細胞與NK細胞，增強抵抗力，如果想預防感冒，不妨多喝點綠茶或枇杷茶，維他命C含量最為豐富。

和咖啡一樣，茶含有咖啡因，其中以紅茶、綠茶的咖啡因含量最高。咖啡因能提神及消除疲勞，還能促進血液循環，唯有疲勞盡消，血液循環順暢，身體變得溫暖，免疫細胞才能活化。

茶含有多酚，能抗癌去病

除此之外，茶還有一項很重要的營養成分，那就是多酚。**兒茶素、烏龍茶多酚、單寧等，都是能預防癌症與生活習慣病的成分，不但能抗氧化、抗菌，還能提升免疫力**。其他像是香菇茶，不僅口感獨特，香菇富含的葡聚醣更能活化免疫細胞，不妨嘗試看看。

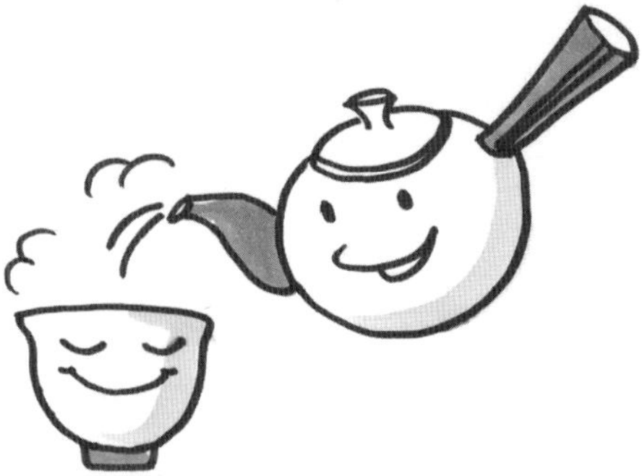

Point

維他命C、咖啡因、多酚等成分，能紓解壓力，促進血液循環。

53

維他命

青椒、紅椒、黃椒，那一種最營養？

青椒富含維他命C及β胡蘿蔔素，維他命C耐高溫，熱炒過後營養成分也不會流失。維他命C能活化負責攻擊病毒與細菌的巨噬細胞及NK細胞，能有效預防傳染病；β胡蘿蔔素則具有強力的抗氧化功能，可以預防老化。

β胡蘿蔔素含量最多的是「紅椒」，其次依序是青椒、黃椒；紅椒、黃椒的維他命C含量較高，尤其**紅椒的維他命C含量不但是青椒的兩倍以上，還含有能溫暖體質的辣椒紅素，及調節自律神經的萜烴，因此無論甜椒、青椒，建議均衡攝取，對身體健康最好。**

Point

紅椒尤其富含維他命C與β胡蘿蔔素。辣椒紅素與萜烴也能提升免疫力。

54

維他命

多吃橘子與藍莓，可預防感冒

檸檬、柳橙等柑橘類水果，以及草莓之類的莓類水果都富含維他命C，維他命C是預防感冒最有效的維生素，一旦缺乏便容易罹患感冒，導致精神倦怠，免疫力下降。此外，維他命C也是膠原蛋白生成不可或缺的營養素，因此攝取足夠的維他命C，不但能美白、美肌，皮膚與黏膜的細胞組織會也跟著增強，病毒與細菌自然也就不容易入侵體內。

橘子富含β隱黃素，能有效預防癌症，提升免疫力，因此建議各位不妨一天吃1～2個橘子，或是喝現打的新鮮果汁。另外，柑橘類的果皮多富含葡萄柚內酯，能活化免疫細胞，增進抵抗力，因此不妨將果皮保留下來，做成果凍或果醬食用。

而藍莓與覆盆子等莓果類則富含隸屬多酚類的「鞣花酸」，能有效抗癌；也含有花青素等具有強力抗氧化作用的植化素，能有效去除活性氧。

Point

橘子富含β-隱黃素與葡萄柚內酯，藍莓含有多酚，能有效抗癌，去除活性氧。

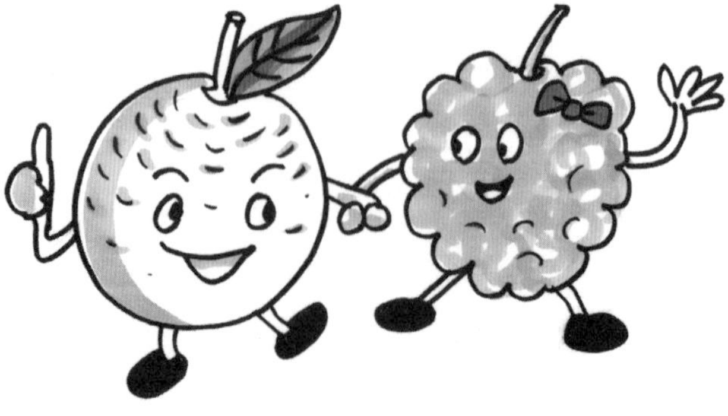

55

膳食纖維

容易便秘的人，要多吃膳食纖維

膳食纖維通常分成不能溶於水的「非水溶性膳食纖維」，以及可溶於水的「水溶性膳食纖維」兩類，許多食材都含有這兩種纖維，只是所含的比率與種類不同，作用也不一樣。

「非水溶性」膳食纖維能有效舒緩便祕症狀，刺激腸壁，促進腸道蠕動，多存在於纖維質較多的食物中。例如甘藷類和蔬菜，含有豐富的纖維素與半纖維素；麩皮、蘑菇富含多醣類的聚葡萄醣；豆類與可可亞、覆盆子則含有木質素。

「水溶性」膳食纖維的特色就是有股黏性，常用於食品加工的植物膠與糊精中，可以吸附體內的膽固醇、中性脂肪及膽汁酸，有效降膽固醇及血壓。代表性的食物像是蘋果、柑橘類，果皮有豐富的果膠；昆布、海帶芽含有海藻酸及褐藻醣膠；山芋、國王菜等，則富含黏蛋白及葡甘露聚糖。

多吃高纖食物，預防便秘

唯有均衡攝取各種膳食纖維，才能順利清除腸道內的廢物與有害物質，讓排便更順暢。此外還能促使益生菌增生，整頓腸道環境，活化腸黏膜的免疫細胞。尤其褐藻醣膠及聚葡萄醣類，能增強自體免疫力，有效預防癌症。

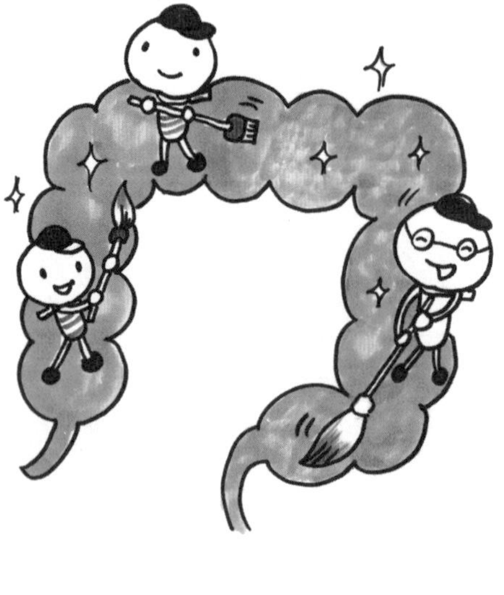

Point

均衡攝取各種膳食纖維，就能整頓腸道環境，增加好菌。

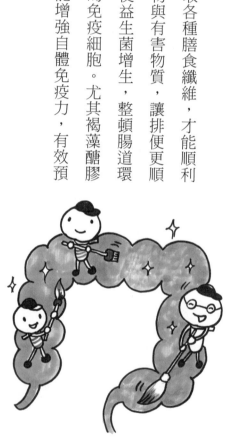

56

膳食纖維

香蕉助消化，搭配優格更好

還沒成熟的香蕉富含膳食纖維，因為難以消化吸收，而能一路平安抵達大腸，促進腸道內比菲德氏菌的增生，提升腸道免疫力。成熟的香蕉則具有促進白血球增生的作用，所以**香蕉不管成熟與否，都能提升免疫力，建議各位搭配優格一起吃，免疫效果更好**。

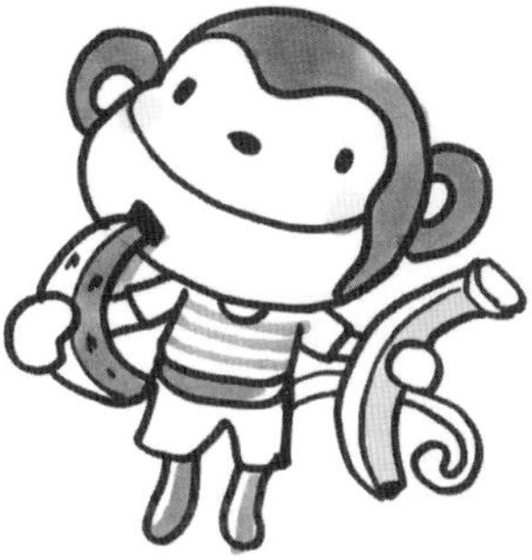

Point

還沒成熟的香蕉富含膳食纖維，能促進益生菌的增生，成熟的香蕉則具有促進白血球增生的作用。

57

膳食纖維

地瓜就算加熱，營養也不會流失？

地瓜等甘藷類堪稱膳食纖維的寶庫。膳食纖維能促進腸道中益生菌的增生，活化腸道免疫力。**馬鈴薯、地瓜富含維他命C，就算加熱分子也不會被破壞，所以不管蒸、煮、炒、炸，營養成分都不會流失。**

此外，芋頭有一種獨特的黏性，這是富黏蛋白的象徵，和蓮藕、秋葵一樣，這種獨特的成分能保護消化道黏膜，不僅能預防病原體侵入人體，還能消除疲勞，增進免疫力。

Point

甘藷類富含膳食纖維與維他命C，即使加熱，營養也不易流失。

58

礦物質

乳製品富含鈣質，能傳遞免疫訊息

鈣不僅能強化骨骼，還能增進免疫功能。當病原體侵入體內時，輔助T細胞會釋出「細胞激素」，將敵方情報傳遞給B細胞，而鈣正是製造細胞激素不可或缺的營養成分，**一旦缺乏鈣質，T細胞便無法順利地傳遞情報，B細胞也就無法製造有效攻擊異物的武器，阻止病原體入侵。**

多補充鈣，幫助穩定情緒

此外，鈣對於維持自律神經平衡，也有著極大作用。鈣質缺乏時，交感神經會占優勢，唯有攝取足夠的鈣才能維持自律神經的平衡，保持情緒穩定。

富含鈣質的牛乳、起司、優格等乳製品，都是人體容易吸收的食物，其中優格與起司也富含乳酸菌，對於提升免疫力，可說一舉兩得。其他像是魩仔魚、羊栖菜、小松菜和國王菜，也是富含鈣質的蔬菜，建議各位不妨多多食用。

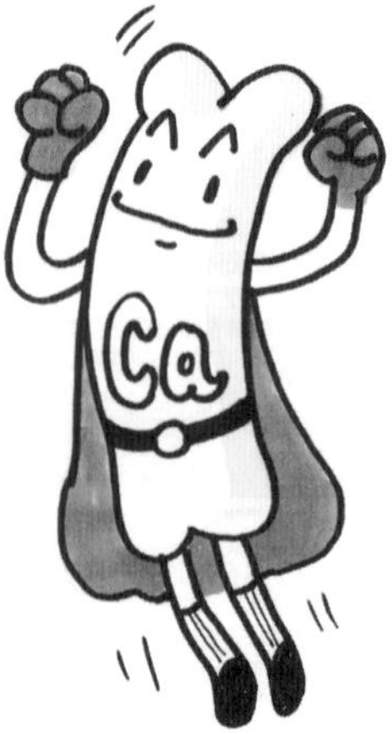

Point

鈣質能傳遞「病毒入侵訊息」，還能幫助免疫細胞對抗壓力，提升免疫力。

59

礦物質

豬肝加菠菜拌炒，有助鐵質吸收

鐵是構成血紅素的主要成分，也是負責將氧氣送到全身的營養成分，**一旦缺乏鐵質，細胞就會缺氧，身體會跟著產生疲累、頭暈目眩、注意力不集中，免疫力也會下降。**

動物內臟、紅肉（例如豬肉、牛肉）、羊栖菜與海苔等，都是富含鐵質的食物，另外像是納豆等大豆製品也含有豐富的鐵質。建議各位不妨搭配蔬菜一起烹調，或加顆檸檬打成果汁，因為蔬菜、水果內富含維他命C，有助鐵質吸收。

Point

一旦缺鐵，不但容易疲累，免疫力也會跟著下降。

60

礦物質

只吃生菜減肥，免疫力一定下降

「鋅」是促進細胞新陳代謝不可或缺的營養素，也是增進細胞功能的重要推手，**人體一旦缺乏鋅，T細胞功能就會衰退，導致抵抗力變差**。

鋅也是所有礦物質中，最難從飲食中攝取的微量營養素，如果只吃生菜減肥，體內鋅含量就會不足，體力和免疫力自然跟著衰退。肉類和魚不僅富含鋅，也能提供人體所需的優質蛋白質，適量吃些肉和魚，才能打造強健的身體。

Point

鋅是製造免疫細胞不可或缺的營養素，可多吃魚或肉，打造強健體魄。

61

蛋白質

少吃肥肉的聰明「吃肉法」

蛋白質是構成人體肌肉和臟器的主要成分，其他像是調整機能的荷爾蒙、催化身體反應的酵素、免疫抗體與神經傳達物質等的形成，也都必須仰賴蛋白質。

肉類富含蛋白質，依肉的種類不同，構成蛋白質的胺基酸也不盡相同，牛肉、豬肉和雞肉的胺基酸都不一樣，**為了因應體內所需的胺基酸，最好從各種肉類攝取不同的蛋白質**。另外，醣類、脂肪、蛋白質這三大營養素中，尤以蛋白質的攝食生熱效應最高，**所以適度吃點肉，不但能暖和身體，也能提升免疫力**。

近年來，不少人因為擔心體內膽固醇和中性脂肪（註）過高而避免吃肉，其實這個觀念並不正確。尤其是高齡者，如果沒有攝取足夠的蛋白質，體內的血清白蛋白過低，就容易感染疾病。其實只要學會聰明的吃肉方法，可以不必擔心脂肪或膽固醇的指數，過更健康的生活。

吃肉前先去皮，熱量減一半

首先，必須了解肉類部位的不同，所含的熱量也不一樣。例如牛五花和豬五花的熱量較高，最好食用脂肪較少，熱量相對也較低的瘦肉和里脊肉，如果要食用五花肉，也盡量以蒸或煮等料理方式，去掉油脂。至於雞肉，則以雞胸肉的熱量最低，建議大家食用雞腿肉時，先去掉皮和帶脂部分，再行調理。

註：中性脂肪又稱為三酸甘油脂，是人體新陳代謝不可或缺的要角，血液內的中性脂肪如果過多，恐引起動脈硬化或心肌梗塞等疾病。

Point

不偏食，均衡攝取各種肉類，才能維持體內胺基酸的平衡，打造健康的身體。

62

蛋白質

一天一顆蛋，膽固醇會過高嗎？

大家都知道，「雞蛋」是補充蛋白質的最佳食物，但同時也是叫人退避三舍的高膽固醇代表食物。然而一顆雞蛋所含的膽固醇其實只有210～230毫克，依據飲食攝取基準，30歲以上男性一天最多可攝取的膽固醇量為750毫克，女性為600毫克，由此可知，一天吃一顆雞蛋，並不會超過標準值，切勿過度擔心。

另外，**雞蛋中富含卵磷脂，也能抑制壞膽固醇生成，提升免疫力，為健康加分**。所以千萬不要對蛋敬謝不敏，試著每天吃一顆雞蛋吧！

Point

蛋能提供優質蛋白質，還能抑制壞膽固醇的生成。

63

蛋白質

常吃鮭魚，不容易猝死

雖然從各種肉類都能攝取優質的蛋白質，但魚類無疑是最佳的蛋白質來源，一片魚肉就能攝取20公克左右的蛋白質。依據飲食攝取基準，成人一天的蛋白質建議攝取量，男性為60公克，女性則是50公克，可見從魚類攝取蛋白質是多麼有效率的事。

魚類富含的脂肪酸以DHA與EPA等不飽和脂肪酸為主。常聽人家說：「常吃魚的人比較不容易猝死」，這是因為DHA與EPA具有抗血栓作用，能降低血液的黏稠度。

此外，根據醫學研究顯示，DHA能有效降低癌症發生機率，抑制癌細胞的轉移，調查結果也發現，**常吃魚的人，罹患乳癌的風險低於4成**。

有代謝症候群的人，更要多吃魚

ＤＨＡ除了增進大腦記憶、促進情報傳遞功能的運作外，也有關於治療阿茲海默症的相關醫學研究。

ＤＨＡ與ＥＰＡ都是omega3不飽和脂肪酸，能夠減少體內中性脂肪與壞膽固醇，因此患有代謝症候群的人，常吃魚就對了，像是鮪魚、青花魚、秋刀魚、鰻魚和鰤魚等，都富含ＤＨＡ與ＥＰＡ，不妨多多食用。

Point

魚類不僅富含優質蛋白質與礦物質，也富含ＤＨＡ與ＥＰＡ，能預防代謝症候群。

64

蛋白質

愛吃魚的人，能活得久

餐餐吃魚，就能攝取優質的蛋白質，尤其推薦食用鮭魚。**鮭魚的肉呈現的粉橘色，其實就是「蝦紅素」的顏色，「蝦紅素」能抗氧化，有效去除損害細胞的活性氧。**

另外鮭魚也富含DHA、EPA、α亞麻酸等omega 3脂肪酸，不但能降低血液的黏稠度、增加好的膽固醇，還能有效預防生活習慣病。

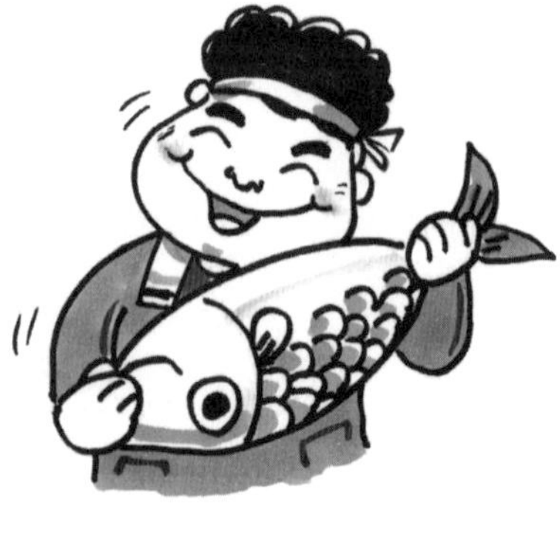

Point

鮭魚不僅富含優質的蛋白質，含有蝦紅素與omega3脂肪酸。

65

全食物

蘿蔔連皮一起吃，完整攝取營養

白蘿蔔、蕪菁（俗稱大頭菜）、胡蘿蔔等根莖類的菜葉與外皮，常因口感不佳而被去掉不吃，實在可惜。其實菜葉富含維他命、礦物質，和植化素，皮的部分，更是富含食物纖維和多酚。

其實每個部分的營養都不浪費，完整攝取才能得到更多的營養，不去皮直接食用，不但能刺激消化道黏膜，還能提升腸道免疫力。另外，菜葉富含的維他命與植化素，還能去除活性氧，增進免疫功能。

Point

根莖類植物連皮一起吃，可以攝取更多營養成分。

66

全食物

食物「完整吃」，才能發揮作用

除了糙米、全麥麵粉與小米等雜糧之外，大豆等豆類也是完全食物（註），其他像魩仔魚那樣從頭到尾，連內臟都能吃的食材也是。

五穀雜糧富含食物纖維，刺激腸道蠕動，幫助排便。另外，五穀雜糧也含有豐富的維他命B群及維他命E，能活化B細胞。因此，**建議各位不妨多吃糙米、五穀飯、豆類、魩仔魚或沙丁魚乾，攝取完全食物中豐富的營養成分。**

註：完全食物有兩種定義，一指不經加工的天然食物，其二是可以「整個都吃」，完全攝取營養的食物，這裡指的是後者，例如豆類、甘藷類等。

Point

五穀雜糧、豆類富含食物纖維，多吃魩仔魚也能攝取到豐富的蛋白質與礦物質。

67

溫性食物

體質陰寒的人應多吃溫性食物

中醫將食物對人體的作用稱為「食性」，分為能夠溫暖身體的「溫性食物」、食性寒涼的「涼性食物」，以及介於二者之間的「平性食物」，唯有均衡攝取各種食性的食物，才能增進身體健康。

自古以來，人類的飲食習慣多配合體質與節氣，住在寒帶地區的人，習慣吃些能溫暖身體的食物；反之居住在溫暖和煦的南國，人們的飲食則以較寒涼的食物為主。然而現在一年四季都能吃到各種食材，拜飲食豐富多變所

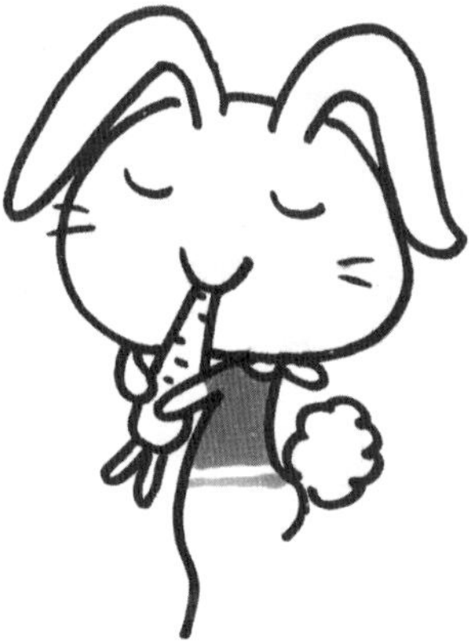

溫性食物		平性食物	涼性食物	
米	大蒜	玉米	小麥	菠菜
糯米	蔥	大豆	大麥	柿子
紅豆	甘藷	包心菜	豆腐	橘子
南瓜	蓮藕	花椰菜	蛤蜊	香蕉
胡蘿蔔	牛蒡	豆芽菜	番茄	
薑	肉類	蘋果	茄子	
韭菜	鮭魚	葡萄	小黃瓜	
蕪菁		牛奶	白蘿蔔	

賜，人們開始不再注意食性，體內生理時鐘日趨紊亂。

體溫過低的人越來越多，應該有不少讀者正為手腳冰冷所苦吧？**提升免疫力最重要的就是保持身體溫暖，一旦體溫低於36度，體內的NK細胞活性就會減弱，因此多吃點溫性食品，徹底保暖身體，才是提升免疫力的不二法門。**

● 依體質選擇食物，最健康

依據文獻記載的不同，溫性與涼性食物的分類也不盡相同，但基本上生長在寒帶地區的食物屬於溫性食物，反之生長在熱帶地區的食物，就是涼性食物。此外，夏天盛產的蔬果多屬於涼性，冬天生長的則多屬溫性；顏色偏紅、偏黑等深色系且口感較硬的食物屬於溫性食物；相反地，顏色偏白或偏綠，咬起來較軟的食物則屬涼性。

涼性食物搭配溫性食物，加熱烹煮之後，可以中和食性，建議各位不妨針對體質，選擇適合自己的食物，才能提升免疫力，打造健康的身體。

Point

寒性體質的人免疫功能較差，應多吃溫性食物溫熱身體，增進免疫力。

68

溫性食物

冬天喝薑茶，可預防感冒病毒入侵

薑含有一種叫做「姜油酮」的辛辣成分，能增進血液循環，促進新陳代謝，改善陰寒體質，防止感冒病毒的入侵。另外，薑具有排汗降溫的效果，可以治療手腳冰冷等症狀。

除此之外，薑還能刺激胃液的分泌，有促進消化、殺菌、消臭等功用，吃壽司會配點薑片，就是為了殺菌。能去除對細胞有害的活性氧，強化免疫力。

薑的調理方式豐富多變，可以切片、刨絲或磨成泥，非常適合搭配魚和各種肉類，做成沾醬或用來煮魚，都能促進消化。

Point

姜油酮能促進血液循環，還能抗氧化，去除活性氧。

69

溫性食物

辣椒有助排汗，提升免疫力

不少人有過這樣的經驗吧？吃了加辣椒的辛辣料理後，身體頓時熱得直冒汗。**這是因為辣椒含有辣椒素（capsaicin），能增進血液循環，促進新陳代謝，活化免疫細胞。**

此外，辣椒還能增進食慾，覺得疲勞、提不起勁時，吃點辣可以提振精神，例如韓國辣泡菜鍋，就是一道消除疲勞的元氣料理。另外像是辣油、七味粉等，都是帶點藥味的調味料，用來烹調料理，既美味又健康。

Point

辣椒能促進新陳代謝，讓身子暖呼呼，也能刺激食慾，消除一身的疲勞。

70

溫性食物

咖哩富含薑黃素，改善過敏體質

除了前面提到的薑、辣椒之外，胡椒、丁香、肉桂等辛香料，也都具有溫暖身體的效用，例如，**胡椒能燃燒脂肪，促進新陳代謝；丁香和肉桂則是能改善血液循環**。

許多辛香料都有改善體質的效果，使用多種辛香料製成的印度料理，便是提升免疫力的絕佳料理。咖哩所含的薑黃素，除了能活化抗氧化酵素，預防免疫細胞受損，還能抑制免疫細胞引起的過敏反應。

Point

胡椒、丁香、肉桂都有溫暖身體的效用；咖哩所含的薑黃素更能抑制過敏反應。

Part 4

提升免疫力的31個生活習慣

71

睡眠

熬夜、吹冷氣，免疫功能會下降

體內的生理時鐘會隨著24小時的時間變化而運作，無論是體溫、血壓，還是各種荷爾蒙的分泌，都和生理時鐘息息相關。例如，早晨體溫較低，隨著時間漸漸升高，**傍晚6點是一天中體溫最高的時候，隨後又開始慢慢下降**。血壓也是，以清晨起床時為最高，夜晚睡覺時較低。身為免疫功能巡守隊的NK細胞，也是白天較為活躍，夜晚則漸趨平靜。

「自律神經」負責調節體內的生理時鐘，習慣熬夜，或就寢時間不規律的人，長期下來會導致生理時鐘紊亂，生理時鐘一旦失序，負責調節體溫、血壓以及內分泌功能的自律神經也會跟著失調。如此一來，與自律神經息息相關的免疫功能也會連帶受影響，導致免疫功能下降。

長期待在冷氣房，生理時鐘一定亂

為了維持生命，自律神經會適應氣溫及季節的變化，調節全身的各種機能。例如，天氣炎熱時，血管會跟著擴張，幫助身體排汗散熱；天氣寒冷時，血管會收縮，減少身體熱量的發散。**如果成天待在有室內空調的環境中，無法感受天氣的冷熱變化，自律神經調節體溫的功能就會跟著變差，連帶影響生理時鐘。**

因此，養成良好生活習慣相當重要，生活作息的不規律，或忽視節氣的變化，都會導致免疫功能下降，不可不慎。

Point

早睡早起身體好，是提升免疫力的不二法則。

72

睡眠

曬曬太陽光，調整自律神經

現代人多半過著日夜顛倒的夜貓子生活，免疫功能自然欠佳，若想改善免疫力，首先要從調整作息做起。其實，修復失序的生理時鐘，一點都不難，只要一早醒來先打開窗簾，曬曬太陽就行了。**早晨起來時，當眼睛一感受到陽光，就會經由視神經傳達訊號到大腦下視丘，自動調整體內的生理時鐘。**

早起一小時，有助調整生活作息

若想修復生理時鐘，就應盡量避免日夜顛倒的生活，盡可能早上起床時，就先曬曬太陽。習慣晚睡晚起的人，建議每週早起一個小時，慢慢調回正常的作息，這麼一來便能提早就寢時間，修復失序的生理時鐘。

雖然「日出而作，日落而息」的生活對現代人來說越來越困難，但為提高免疫力，還是要盡量在白天裡活動，活躍交感神經，一到了晚上就適度休息，讓副交感神經在夜晚占優勢，維持正常的生理時鐘。

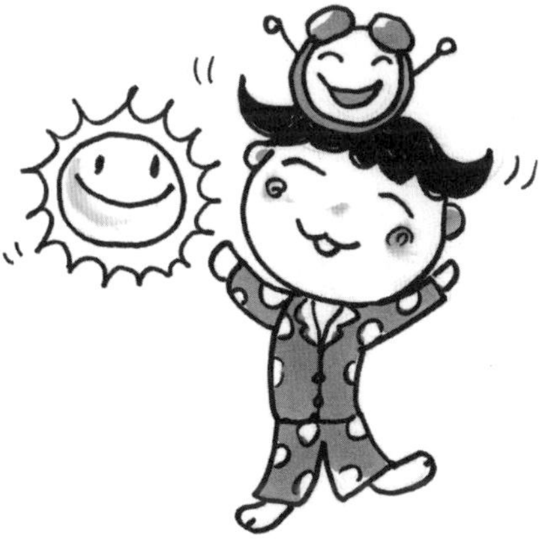

Point

白天活動，晚上休息，改善失序的生理時鐘，提高免疫力。

73

睡眠

半夜2點還沒睡，容易過勞死

晚上10點到凌晨2點之間是ＮＫ細胞活性最差的時候，如果這段時間還沒睡覺，讓身體及神經過度操勞，就容易生病。

ＮＫ細胞的活性與年紀有關，年輕時熬夜，對ＮＫ細胞的活性不會有太大的影響，但隨著年齡漸長，ＮＫ細胞的活性便會逐漸下降，中年以後應避免逞強熬夜，持續過著日夜顛倒的生活，只會讓ＮＫ細胞活性日趨低下。

過度的熬夜會刺激交感神經，迫使血壓與心跳急速上升，不只導致免疫力下降，增加罹患癌症以及傳染病的風險，也容易因為生活習慣病引發過勞死。

睡眠不足會影響成長激素的分泌

此外，副交感神經活躍的睡眠時間，正是成長激素分泌最旺盛的時候，成長激素能修復身體組織、活化細胞，一旦睡眠不足，就會影響成長激素分泌。**因此，請盡量在晚上10點前就寢，至少睡足6～7小時。**

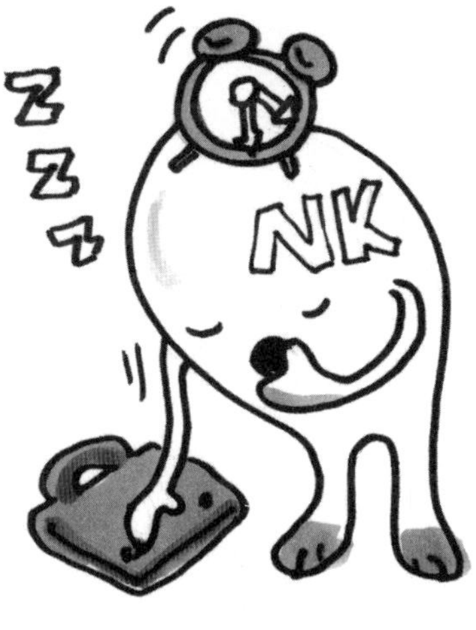

Point

夜晚是「NK細胞」活性最差的時段，不熬夜並早早就寢，才能提升免疫力。

74

睡眠

睡覺時體溫偏低，容易產生癌細胞

人體體溫也依循生理時鐘變化，傍晚6點時體溫最高，隨後開始慢慢下降，凌晨2～3點則是一天中體溫最低的時候。

根據睡眠專家的研究，體溫逐漸降低時，睡眠品質較好。若是遲遲無法入眠，不妨泡個舒服的熱水澡、做點輕鬆的運動，或是喝杯無刺激性的飲料，讓身體保持溫暖的狀態。

即使是悶熱的夏夜，睡覺前也要泡個澡，溫暖身體，才不會因為冷氣的關係，越睡越冷，反而降低睡眠品質。另外，冬天容易手腳冰冷的人，不妨在洗完澡後穿雙襪子，只要保暖肢體末梢，睡眠品質就能大大提升。

我們一般量體溫，都是測量腋下的「體表溫度」，其實相較於體表，體內也有所謂的「體內溫度」，比體表溫度足足約高了0.5度。

睡著時的體溫若過低，免疫力會下降

當體內溫度超過37度，NK細胞會變得非常活躍，相反地，體內溫度若低於35度，NK細胞活性較低，喜愛低溫的癌細胞便會隨之增生。睡眠時因為身體停止活動，基礎代謝較慢，所以體內溫度會比白天活動時，低個1～1.5度。

因此，平常體溫較低的人一定要格外注意，睡覺前泡個半身浴提升體溫，也是維持正常免疫功能不錯的方法。

Point

提升體內體溫，讓身體溫暖，才能預防熟睡時，體溫容易偏低的情況。

75

睡眠

枕頭、棉被很重要，打造舒眠環境

選擇適合的寢具相當重要，**枕頭、棉被等寢具如果讓你睡得不舒服，就會影響睡眠品質**。例如，枕頭的高度很重要，建議選擇高度適中，躺下後能讓頸椎呈現自然弧度的枕頭；床墊以及被褥、保潔墊等也不宜太軟；睡衣方面，建議選擇棉質等較吸汗的材質，款式最好寬鬆別太緊，太過貼身反而容易影響血液循環。

最後，燈光的部分也不能馬虎，室內盡量昏暗一點，讓交感神經不會過度興奮，如果怕黑，可以開個床頭燈。

Point

選擇適合自己的寢具，才能舒舒服服地睡個好覺。

76

睡眠

睡前一小時，讓眼睛充分休息

如果睡前還在講電話、上網或是看電視，讓眼睛持續接受強光，交感神經就會受刺激而占優勢，進而妨礙睡眠。同樣地，深夜還去光顧燈火通明的店，也會影響到睡眠品質。

睡前盡量不讓眼睛受強光刺激，避免刺激交感神經，唯有放鬆身心，讓副交感神經占優勢，才能提升睡眠品質。因此，不妨將室內燈光調暗一點，放個輕鬆舒服的音樂，心情一放鬆，自然一夜好眠。

Point

睡前若讓眼睛受強光刺激，會破壞自律神經平衡，自然就睡不好。

77

預防低體溫

體溫不到36度，抵抗力一定差！

一般人除了生病發燒時會量體溫，平常恐怕很少測量吧？更不用說了解自己平常的體溫了。其實「量體溫」是間接檢測免疫力最簡單的方法，為什麼呢？因為免疫細胞正常運作時，腋下體溫通常會超過36.5度（等於體內溫度超過37度），反之，一旦體溫低於35度，就代表免疫功能變差。另外，**平均體溫不到36度的人，除了免疫功能較差之外，代謝功能也不怎麼好，更容易有腦梗塞、糖尿病、肩膀痠痛、頭痛等毛病。**

根據調查結果顯示，人的平均體溫為36.5度～37.2度，不過專家們指出，近50年來人類的體溫有「低溫化」的趨勢。生活習慣的改變是低體溫的主因，例如，夏天不管到哪裡都有冷氣吹、一年四季都能吃到冰品、空調與冰箱的普及化等，另外缺乏運動、穿著打扮清涼，也都是導致體溫低溫化的原因。

每天在固定時間，測量體溫

飯後、洗澡後或運動後體溫會偏高，量體溫最好在安靜的狀態下，才能量到正確的體溫值。此外，一天中體溫的變化正負範圍約1度左右，因此為求精準，**盡量養成每天在同一時間測量體溫的習慣**。市面上販售的各種體溫計，使用方法與測量時間不盡相同，使用前務必詳閱說明書，才能更正確地測量體溫。

Point

平時多關心自己的體溫吧！體溫要維持在36.5度以上，抵抗力才會強喔！

78

預防低體溫

鍛鍊肌肉，避免體溫過低

體表體溫超過36.5度（等於體內溫度超過37度），表示NK細胞十分活躍，因此若想打造強健體魄，體溫一定要保持在36.5度，預防身體受寒，養成良好的生活習慣，才能避免體溫過低，造成免疫力下降。

低體溫的原因之一就是「肌肉減少」，肌肉約占基礎代謝的70％，人體30～40％的體熱來自肌肉，一旦缺乏運動，肌肉量減少，就難以產生體熱，由此可知，肌肉的增減也會影響體溫的高低。

另外一個導致低體溫的主因是冷氣。冷氣會使體內深處在不知不覺問發冷，導致負責調節體溫的自律神經失調，加上室內外溫差過大，更會嚴重影響自律神經，降低免疫力。

Point

人體有30～40%的體熱來自肌肉，保持一定的肌肉量，才能避免體溫過低。

容易導致低體溫的生活習慣

- ★ 缺乏運動
- ★ 老是淋浴
- ★ 穿著打扮較為清涼
- ★ 飲食不規律或減肥過度
- ★ 常吃生冷的食物和飲料
- ★ 長時間待在低溫的冷氣房內

提升體溫的六大秘訣

● 鍛鍊肌肉，保持一定的肌肉量

30~40%的體熱來自肌肉，肌肉一減少，體溫也跟著降低。

● 泡澡能提升體內體溫

泡個舒服的溫水澡，能提升體內溫度。

● 腳踝、脖子四周做好保暖功夫

主要血管通過的部位保持溫暖，全身就溫暖。

● 不吃比體溫低的食物

盡量吃熱食或常溫的食物。

● 養成細嚼慢嚥的習慣

咀嚼、消化、吸收時，身體也會產生熱能。

● 避免長時間待在冷氣房

避免長時間待在溫度過低的室內，建議多用電扇取代冷氣（或開送風），循環室內空氣。

79

避免受寒

夏天別老窩在冷氣房

應該不少人夏天一到，就猛開冷氣，成天窩在低溫的冷氣房裡吧？長時間窩在開冷氣的室內辦公，小心得「冷氣病」（又稱空調不適應症）！

近幾年的夏天屢創高溫，室外氣溫經常動輒高達35度，**因為酷熱難耐，多數人習慣在室內開空調，室內外溫差超過10度已不稀奇，然而室內外溫差一旦超過5度，便容易引發冷氣病**。長期待在這樣的環境，容易導致自律神經失調，引發四肢冰冷、渾身痠痛、疲倦、頭痛、肩膀痠痛、腹痛、腹瀉、便祕、月經失調、失眠等各種症狀，除此之外，自律神經失調也會影響排汗功能，身體無法靠排汗散發熱氣，自然容易中暑。

利用休息時間活動筋骨，避免久坐

長時間保持同一種姿勢，不但影響血液循環，體質也會容易漸趨寒冷，所以請多利用機會起來走動，別老是坐在辦公桌前。例如，上洗手間時，不妨故意繞一下路，稍微活動腳部肌肉，促進血液循環；爬樓梯時揮動雙手，雙腳確實抬起，都能達到運動的效果。

午休時，盡量外出散步，偶爾做個柔軟操，也是不錯的方法。坐著辦公時，不妨將腳後跟互相交疊，雙腳上上下下的活動也能促進腳部的血液循環。

Point

室內外溫差超過5度，容易導致自律神經失調；工作時別忘了起來動一動，促進血液循環。

80

避免受寒

「腳底」是血液循環的關鍵

我們都知道，因為空氣密度不同，暖空氣上升，冷空氣下降的道理，冷氣空調也是如此，冷空氣往地板的方向積聚，使得腳底比上半身更容易感受到寒意，俗話說：「一股寒意從腳底竄起」，真是形容得再貼切不過了！

大多數的防寒措施只顧及上半身，忽略了腳底保暖，其實「腳底」是循環的關鍵，腳部的血液循環不良，免疫力也會跟著變差。保暖要從腳底做起，只要腳底一暖，便

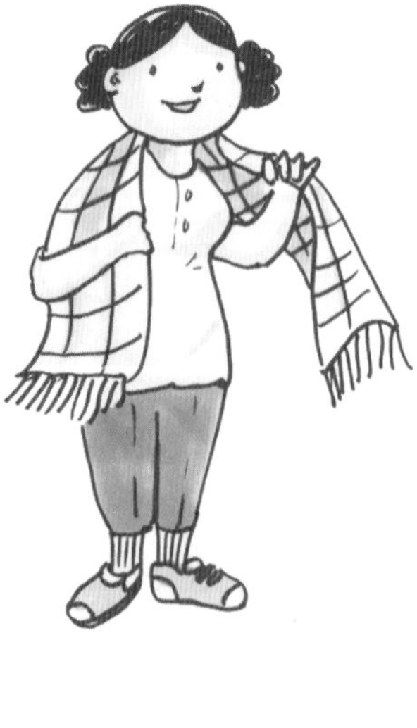

Point

保持腳底溫暖，就能促進血液循環，維持自律神經的平衡。

六大完全防寒措施

❶穿上襪子更保暖

千萬不要赤腳，除了穿絲襪之外，建議再套上長襪或襪套，保持雙腳溫暖。

❷活用小毯子

活用可以從腰部蓋到腳底的小毯子，將下半身緊緊包住。

❸利用暖暖包或熱水袋，做局部保暖

將暖暖包或熱水袋放在腳尖、大腿、腰際等部位，促進血液循環。

❹挑選較保暖的鞋子

避免穿拖鞋或涼鞋，穿一雙能徹底溫暖腳底的鞋子，工作起來更舒服。

❺盡量穿著長褲或長裙

盡量穿長褲或長裙，減少肌膚外露的機會。

❻使用電風扇，讓室內空氣循環

將電風扇調到弱風，扇面朝天花板或牆壁吹，讓暖空氣與冷空氣交替

能改善血液循環，尤其長時間待在辦公室的人，自律神經容易失調，一定要做好保暖措施，避免受寒。

81 避免受寒

洋蔥式穿衣法，最聰明！

各位讀者想必都有這樣的經驗吧？為了禦寒，穿高領毛衣和大外套出門，結果捷運或公車上暖氣太強，不但流了一身汗，還冷得直打哆嗦。不然就是覺得夏天很熱，穿著清涼出門，結果店內冷氣太強，反而冷得直發抖。

因為室內外溫差越來越大，關於穿著的煩惱也越來越多。**建議各位不妨上配合當天氣溫，採多層次的「洋蔥式穿衣法」，像是罩衫或薄外套，不但四季皆宜，穿脫更是方便。**

絲巾、披肩是保暖的好幫手

「脖子」和「手腕」等主要血管流經的地方，也是最容易受寒的部位，只要這些部位受寒，全身就無法暖和起來，所以做好脖子與手腕的保暖措施相當重要。圍巾、絲巾或披肩都能達到保暖效果。此外，冬天最好多穿件套頭毛衣；夏天可以繫條絲巾，既時尚又不怕受寒。至於手腕，建議穿著長袖上衣，或是戴上袖套、長手套，都能達到相當不錯的保暖效果。

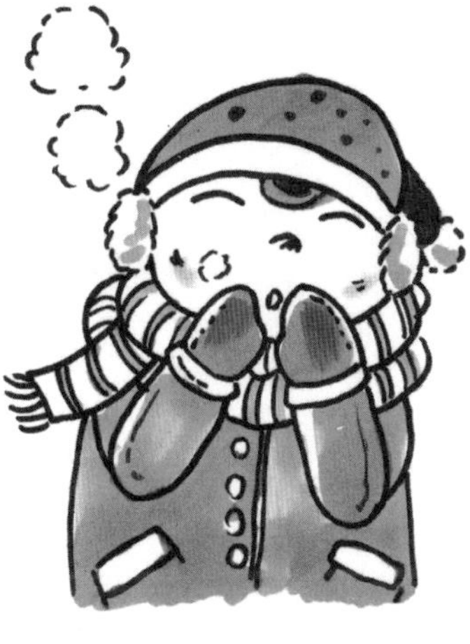

Point

洋蔥式穿衣法，解決室內外溫差問題；活用保暖小物，保護脖子、手腕不受寒。

82

沐浴法

40度的半身浴，強化免疫力最有效

泡個舒服的熱水澡，不但全身暖呼呼，還能讓副交感神經占優勢，活化NK細胞，提升免疫力。此外，泡澡的好處相當多，還能消除疲勞，促進血液循環，活化身體的各種功能，增進新陳代謝。不過，一旦水溫超過42度，就會刺激交感神經，使心跳加快，血壓升高，甚至引發心肌梗塞及腦梗塞，這點一定要注意。

建議水溫維持在40度上下，水深到心窩一帶，浸泡15分鐘最舒服，而且水壓不會壓迫心臟，對放鬆身心十分有效。不但能暖和身子，還能增進免疫功能。

近來越來越多人為了節省時間而以淋浴了事，其實淋浴僅能洗去汗垢，不能達到保暖效果，增強免疫力。所以，即便是夏天，還是建議要常常泡澡，促進血液循環，改善因長時間待在冷氣房內所引發的不適症狀。

Point

泡澡才能徹底溫暖身體，讓副交感神經占優勢，享受放鬆的感覺。

養成良好的沐浴習慣，享受洗澡樂趣

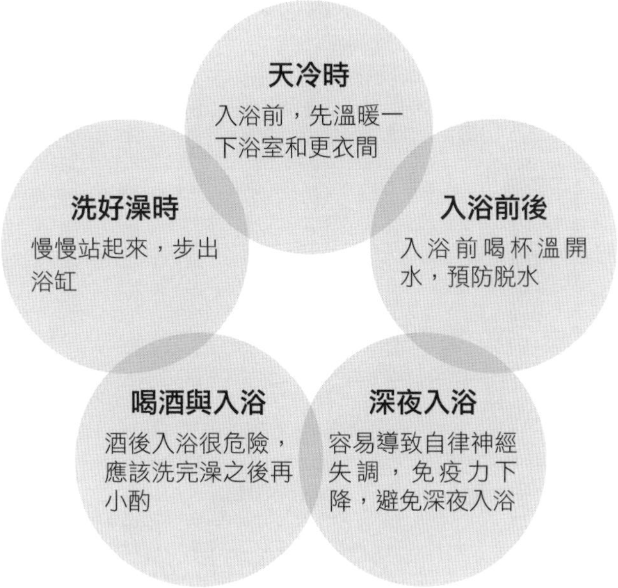
天冷時
入浴前，先溫暖一下浴室和更衣間
入浴前後
入浴前喝杯溫開水，預防脫水
深夜入浴
容易導致自律神經失調，免疫力下降，避免深夜入浴
喝酒與入浴
酒後入浴很危險，應該洗完澡之後再小酌
洗好澡時
慢慢站起來，步出浴缸

83

沐浴法

洗澡洗得太乾淨，皮膚免疫力變差？

注意身體清潔固然重要，但每天用肥皂、海綿確實洗刷身體，反而會洗去過多皮脂，因為皮脂具有保護表皮，不讓病原體入侵體內的功用，如果缺乏恐會降低免疫力。

隨著年齡漸長，皮脂分泌量會跟著減少，**因此步入中高年後，應盡量避免過度刷洗、清潔身體**，如果沒有外出或出汗量少，其實泡個溫水澡就行了。

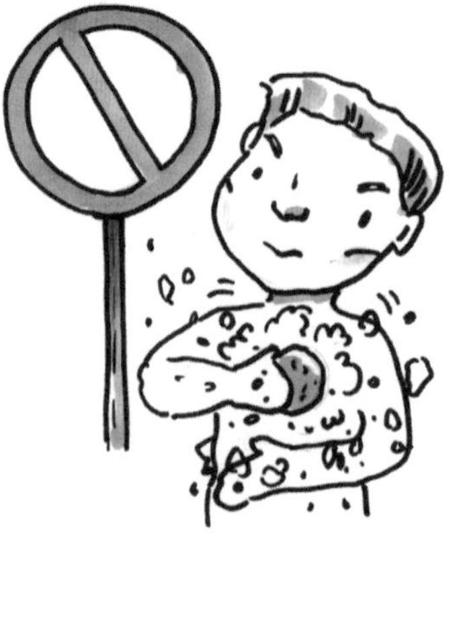

Point

洗澡時，千萬別過度清潔身體，以免損害皮膚的免疫功能。

84

沐浴法

洗三溫暖，促進血液循環

三溫暖的溫熱刺激能讓血管擴張，增進血液循環，體溫自然也就跟著升高。

此外，因為三溫暖會大量出汗的關係，汗腺能充分接受刺激，對於排汗功能比較差的人來說，洗三溫暖也是增進排汗功能的好方法，還能刺激自律神經，調節交感神經與副交感神經的平衡。

不過，三溫暖的水溫比較高，對於心臟以及循環器官多少會造成負擔。所以心臟病或循環器官疾病患者，在洗三溫暖前，最好先諮詢醫師意見；身體健康的人，在浸泡後如果覺得身體不適，也應以安全為第一考量，不要勉強自己。

Point

洗三溫暖能大量出汗，促進體內循環，但還是要考量身體狀況，切勿勉強。

85

沐浴法

光是泡泡手腳，也能全身暖呼呼

若是因為身體不適，沒辦法泡澡，或是天氣太冷，實在等不到晚上才洗澡，不妨先用臉盆盛水泡個手足浴，也能達到溫暖身體的效果。

只要將手腳浸泡在42度左右的熱水中約10～15分鐘，既簡單又方便，也不會對心臟造成負擔。不過，一定要讓手腕和腳踝等主要血管流經的部位確實浸泡在熱水中，才能達到良好的效果，只要這些部位溫暖，全身就會跟著暖呼呼。

不妨邊聽音樂、看書或看電視，享受放鬆的舒暢感，此外，也可以在熱水中滴幾滴精油，更能達到放鬆效果。手足浴除了能促進血液循環之外，還能刺激副交感神經，安定自律神經的平衡。

Point

無法泡澡時，不妨試著做手足浴，光是浸泡手腳，就能讓整個身體跟著暖和起來。

泡手的方法

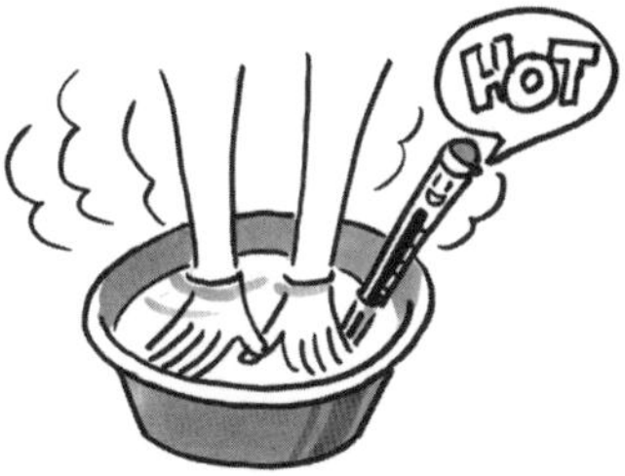

1 用臉盆或洗臉台盛些熱水，水溫約42度為佳。

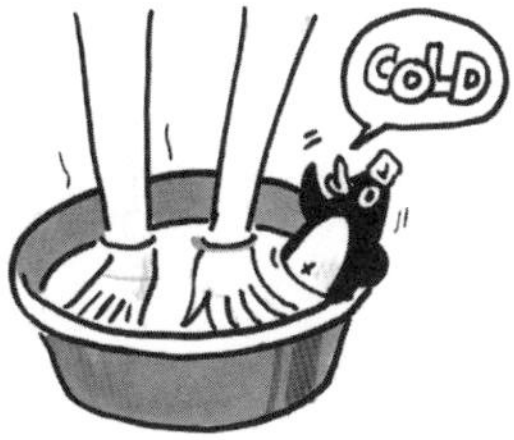

2 將雙手浸泡在熱水中，水深一定要淹過手腕。浸泡3分鐘之後，換浸泡冷水，如此反覆約五次。

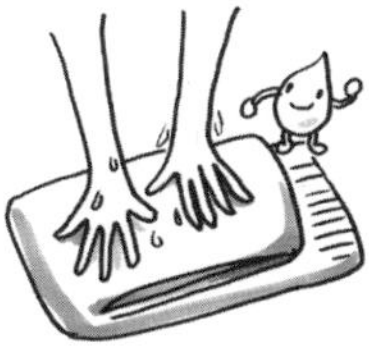

3 最後用毛巾擦乾雙手。

泡腳的方法

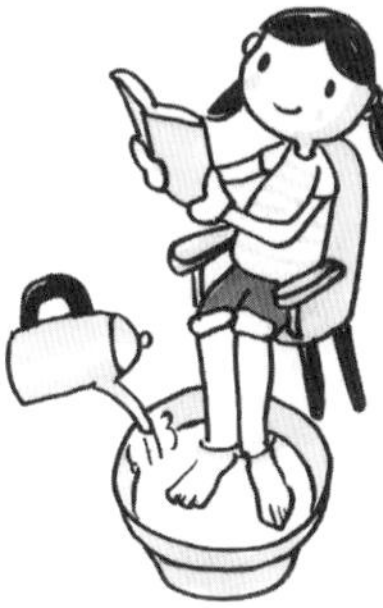

1 坐在椅子上，將雙腳浸泡於熱水中，水一定要淹過腳踝。大約浸泡10～15分鐘。

2 浸泡完後，請用毛巾擦乾，最後穿上襪子，保持雙腳溫暖。

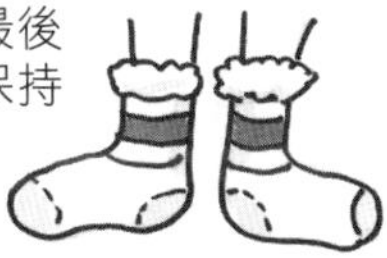

86

沐浴法

活用沐浴劑，享受泡澡樂趣

水溫不超過42度的熱水澡能讓副交感神經占優勢，達到身心放鬆的效果，加些入浴劑或精油，效果更好。

入浴劑的芳香會經由鼻黏膜細胞，傳達到大腦，刺激腦部，達到放鬆身心等各種效果。例如，「薰衣草」可以舒緩情緒；「薄荷」和「洋甘菊」能促進血液循環；「菖蒲」有消除疲勞的效用；「蓬草」能暖和身體等。

植物香氣有調節身體功能、舒緩情緒的效用，市面上販售的入浴劑或植物精油種類很多，不妨選擇自己喜歡的香味，體驗一下吧！

Point

選擇自己喜歡的入浴劑或精油好好的泡個澡，不但能消除疲勞，更能放鬆身心。

每天換不同的味道，享受泡湯樂趣！

菖蒲湯——消除疲勞、避免受寒

將帶有根、莖、葉的菖蒲洗淨，放入熱水中。

生薑湯——避免受寒

將削好的生薑裝進布袋，放入熱水中。

蓬草湯——有溫暖的效果

在熱水中放入幾片蓬草葉或乾燥的蓬草葉。

陳皮——有溫暖的效果紓壓、避免受寒

在熱水中放入曬乾的三、四片橘子皮。

玫瑰——紓壓

在熱水中撒上一些玫瑰花瓣。

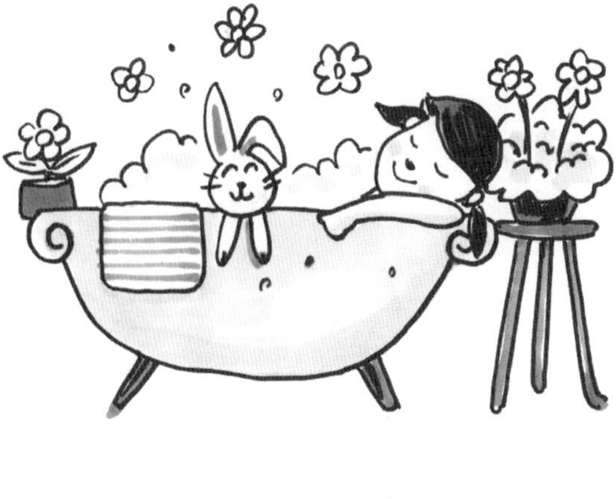

87 按摩

按摩穴道消解壓力，改善體質

中醫認為人體有12條「經絡」，也就是12條全身氣血運行的通路，而「穴道」就散布在這些通路上。**一旦氣血不順，按壓穴道就會產生疼痛感，因此我們可以藉由按壓、刺激穴道，調節氣血通路，舒緩身體的不適。**

人體共有365個穴道，每個穴道都有其對應的症狀，以下為大家介紹幾個能舒緩壓力，提升睡眠品質，增進免疫功能的穴道。

一邊吐氣，一邊以手指緩緩按壓穴道，每個人的穴道位置多少有些不同，但只要找到「按壓時有點痛，卻滿舒服」的地方就對了。按摩穴道不需要道具，無論在辦公室、電車上、還是洗澡時，隨時隨地都能按摩自己的穴道，**不過餐後30分鐘內，以及飲酒後、懷孕、發燒等情況下，不能隨意按壓穴道，請務必留意。**

Point

找到穴道位置，慢慢地按摩，就能改善自律神經失調。

常按此三穴道，提升免疫力

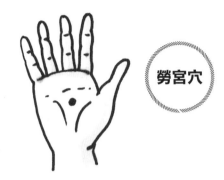

勞宮穴

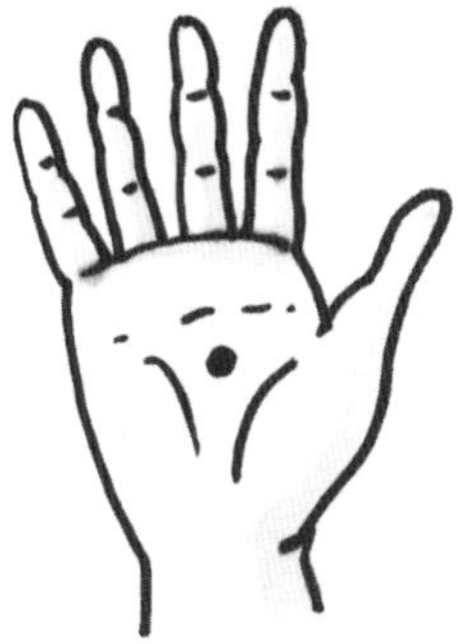

效用 有效改善心情焦慮、失眠等症狀。

位置 手自然彎曲握拳時，位於手掌上中指與無名指之間的部位。

湧泉穴

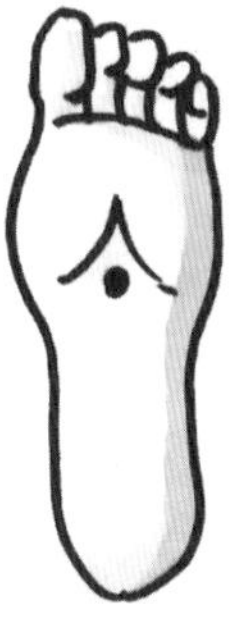

效用 改善虛寒體質。

位置 位於腳底中央凹下去的地方。

百會穴

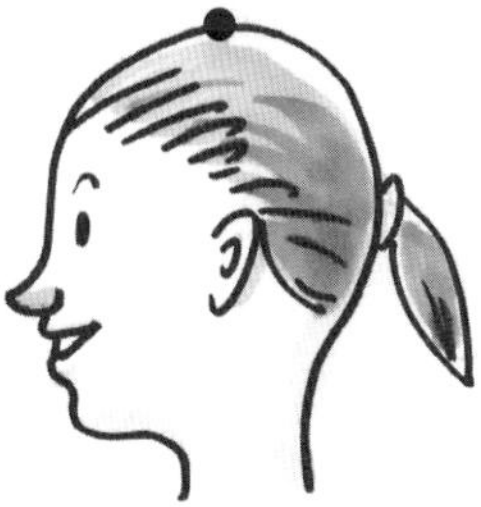

效用 有效舒緩壓力。

位置 位於頭頂中央，也就是雙耳最高的地方往頭頂延伸，與從眉間中央往上延伸所形成的交叉點。

88

按摩

全身按摩，促進淋巴液循環

當體內囤積過多水分與老廢物質，新陳代謝就會變差，進而影響免疫功能，而淋巴液正擔任排出老廢物質的重要角色，**如果身體覺得疲勞、畏寒或痠痛，有可能就是淋巴液循環不良，這時不妨按摩一下，促進淋巴液的循環。**

例如，腹部、腋下、膝蓋內側、鎖骨、耳下、膝蓋後方、腳踝等都有淋巴結，用手朝一定的方向按摩這些部位就對了。如果覺得寒冷或疲憊不堪，不妨趁著工作空檔，按摩腳、手腕以及脖子等部位，此外，平常碰觸不到的背部，可以趁洗澡時，利用蓮蓬頭的水壓按摩一下。

Point

按摩淋巴結，不但能幫助體內排除老廢物質，也能消除疲勞，回復免疫力。

沿著淋巴液循環的方向按摩，代謝老廢物質

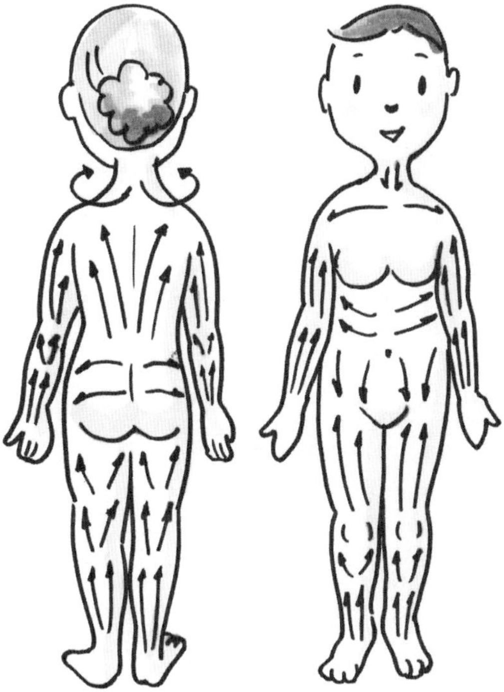

▲只要沿著箭頭方向按摩，就能將體內的老廢物質，從頭至腳完全地代謝出去。下半身由腳踝往膝蓋、膝蓋內側按摩，再往腹股溝按摩，按摩完離心臟較遠的右腳，再換左腳。上半身則由腹部開始，經過腋下、手肘內側、鎖骨、脖子的方向按摩。

89

按摩

按摩雙手，人的精神會變好

自古相傳，只要刺激手部或腳底的特定部位，就等同於刺激有對應關係的內臟或身體部位，稱為「反射區」，用指壓或按摩方式刺激這些反射區，就能達到一定的療效，腳底按摩的原理也是如此。

尤其是手部按摩更是隨時隨地都可以施行，無論外出或工作，隨時都能按摩一下。基本上，手的反射區呈左右對稱，**雙手的拇指與小指尖是反射腳部；食指與無名指尖反射的是手部；中指指尖則反射頭部；手掌反射的是內臟；指甲則與骨骼和關節有關**。

按摩手部不僅能增進血液循環，還能暖和身體，如果覺得手腳發冷，不妨試著按摩手部，相信一定會有顯著的成效。

Point

按摩手部不但能暖和身體，更能增進免疫功能。

手部按摩輕鬆又簡單

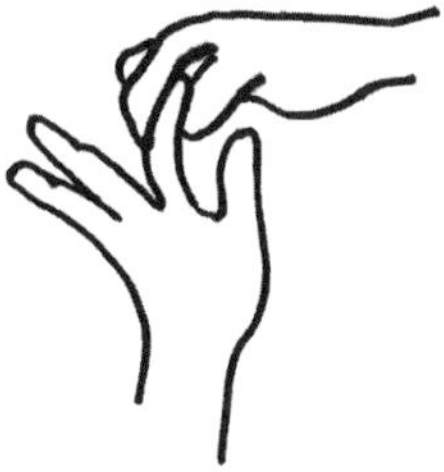

1 從拇指開始依序用指尖捏住指甲兩側，適度往後扳個2、3次。

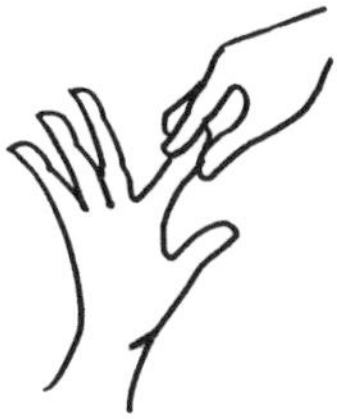

2 手指打開，從拇指開始依序由指根往指尖的方向揉捏。

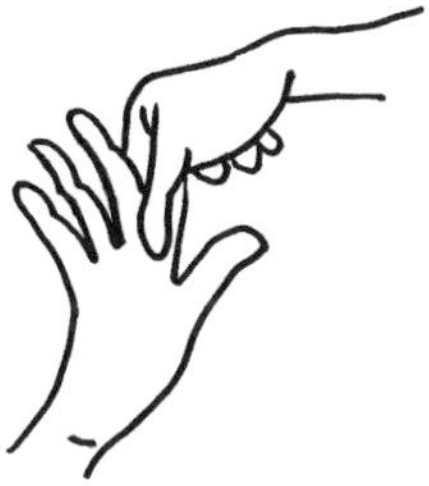

3 按摩手指之間2～3次。

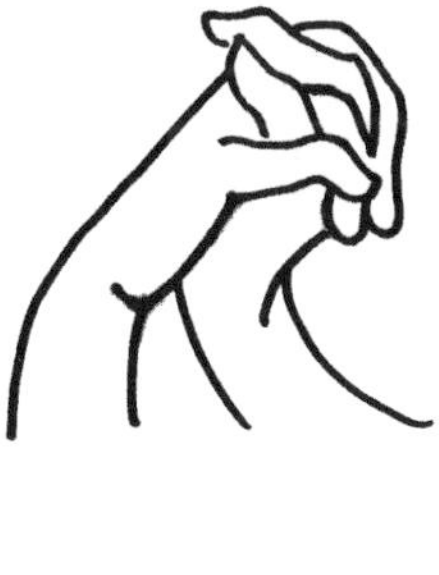

4 雙手交握，轉動手腕。

90

排便習慣

宿便導致體內害菌增生，降低免疫力

宿便與老廢物質一旦在體內囤積過久，就會產生有毒物質，經由血液運至全身，不但影響免疫功能，更可能引發大腸癌。因此，唯有養成每天排便的好習慣，徹底排出老廢物質，才能抑制體內害菌的增生。

便祕的原因很多，飲食不規律、睡眠不足、缺乏運動或壓力都可能引起便秘，唯有徹底檢討自己的生活習慣，才能讓排便更順暢，身體更健康。

Point

宿便會在體內產生有毒氣體，養成每天排便的習慣，才能打造健康身體。

91

排便習慣

不吃早餐，反而容易便祕

老是因為睡太晚而不吃早餐，或是忙到沒時間上廁所嗎？小心不但把身體搞壞了，便祕也因此找上你！**前一天的晚餐經過一個晚上的消化，囤積在腸道中，而吃早餐能刺激腸道蠕動，產生便意，所以千萬不要不吃早餐，也別錯過早餐後的排便時間。**

另外，當身體畏寒時，腸道的蠕動也會變得比較遲鈍，因此建議怕冷的人，不妨多穿點，保暖腹部，或依順時針方向按摩腹部，也是不錯的方法。

Point

「早餐後」是最佳的如廁時間，保持身體溫暖，就能讓排便更順暢。

92

生活習慣

常吃藥，免疫力一定差

藥物雖然能有效抑制症狀，但藥物所含的化學物質會對人體造成負擔，嚴重時甚至引發副作用。生病吃藥固然是件理所當然的事，**但過度依賴藥物及醫療檢查，只會導致身體原有的免疫力下降，反而對身體造成負擔**。因此，生病時一定要遵照醫師指示用藥，千萬別自作聰明，濫用成藥，讓免疫力越來越差。

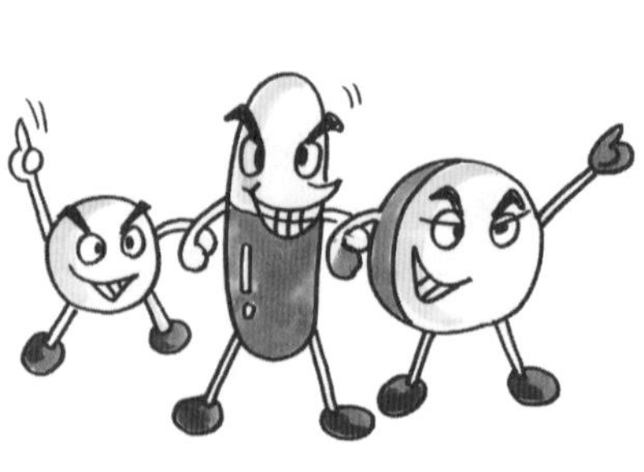

Point

別忘了藥物含有化學物質，過度依賴只會讓免疫功能越來越差！

93

生活習慣

強迫戒菸反而降低免疫力

大家都知道抽菸有害人體健康，但話說回來，要老菸槍戒菸可不是件容易的事！強迫戒菸不但沒效，反而容易造成心理壓力，導致ＮＫ細胞活性降低，免疫力越來越差。

建議想戒菸的人，不妨借助專業醫療機構的協助，成功機率較高。菸癮是體內尼古丁中毒所引起，因此即便意志堅定，還是難以抵抗菸癮，成功戒菸。**其實戒菸不難，只要接受專業治療，配合適量的戒菸輔助劑，便能輕鬆戒除菸癮。**

Point

強迫戒菸容易造成心理壓力，影響免疫功能，借助專業力量，才能輕鬆戒菸。

94

輕鬆運動法

運動太激烈，會產生反效果！

對缺乏運動的現代人來說，適度地運動真的很重要，但過於激烈的運動反而會導致ＮＫ細胞的活性下降，不得不慎。

根據研究調查顯示，從事激烈運動時，ＮＫ細胞的活性短暫地升高，但隨著運動結束後，ＮＫ細胞的活性會迅速降低，甚至比適度運動的人來得低許多。研究更發現，相較於完全不運動的人，從事激烈運動的人更容易感染上呼吸道症候群（又稱感冒症候群）。這是因為激烈的活動易導致體內產生大量的活性氧，加上比賽前後心理壓力大，免疫力自然容易降低；反之，**適度運動的人是最不容易感冒的一群**。

適度地運動能預防並改善高血壓、糖尿病等各種生活習慣病；**千萬不要「運動過頭」，輕鬆而持續的運動才能為健康加分**。

Point

激烈運動反而易導致ＮＫ細胞的活性下降，只要適度就好，千萬別認真過頭。

● 運動與ＮＫ細胞活性的關係

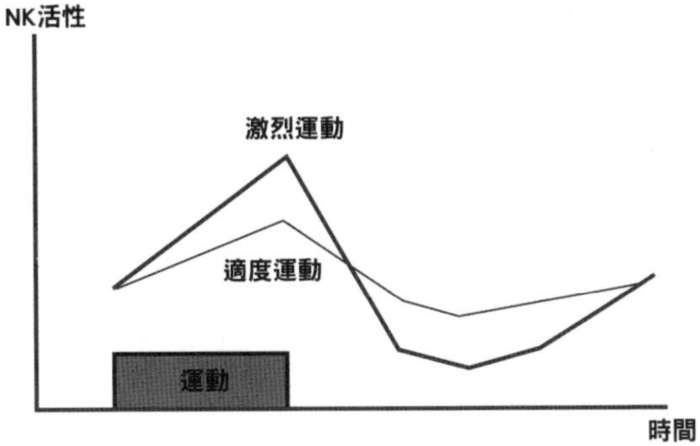

● 運動與上呼吸道感染機率的關係

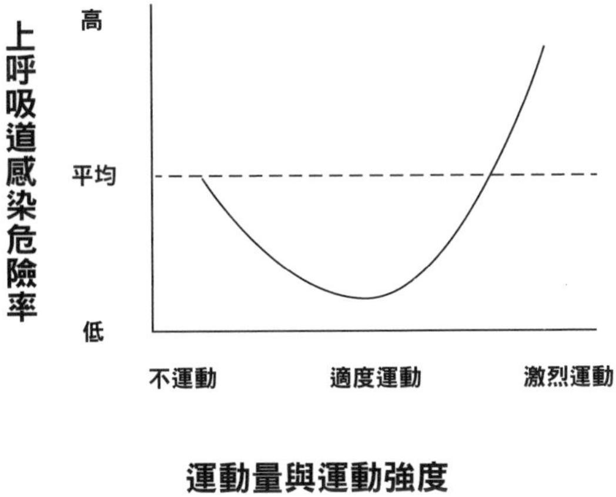

95

輕鬆運動法

健走能促進血清素分泌，預防三高

促進身體健康最簡單的運動，莫過於「健走」，只要挑一雙好走的鞋，一邊哼歌，一邊規律地踏著步伐就行了。若是歌哼得上氣不接下氣，表示步行速度過快，最好調整一下呼吸，放慢腳步。

健走的好處很多，不但能預防高血壓、高血糖、高血脂等三高，還能強化腳力、腰力，增進免疫力。除此之外，**健走還會促進腦內分泌血清素，血清素具抗壓作用，能讓心情跟著開朗起來，只要心情愉快就能促進NK細胞的活化。**

一般來說，健走15分鐘後就會稍微出汗，如果覺得不累，不妨再多走15分鐘，運動30分鐘效果最佳。而且速度可以稍快，步伐稍大，以強化腹部、臀部及大腿的肌肉。

從養成每週3天，一天30分鐘的健走，有益身體健康，但千萬不要逞強，若是身體無法負荷，請斟酌減少健走的時間與次數。

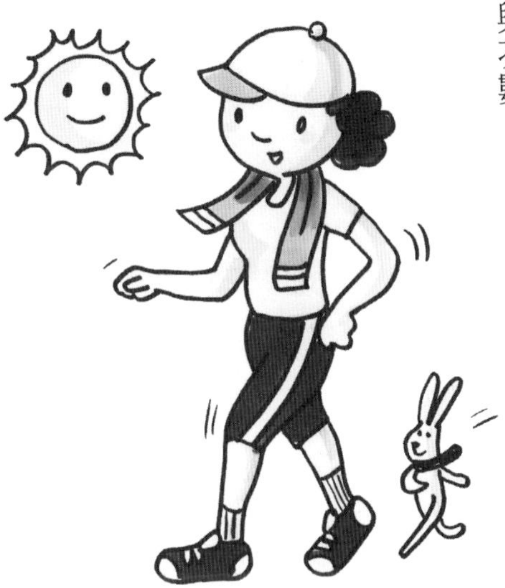

Point

一邊哼歌一邊健走，能促進大腦分泌具有抗壓作用的血清素。

96

輕鬆運動法

動動雙肩，消除疲勞

許多人壓力大時，會覺得肌肉僵硬，肩頸、腰背痠痛，有些人甚至只要開始忙碌，就覺得肩胛骨隱隱作痛。其實，無論是源自於精神的壓力，還是因疼痛引發的壓力，都不容忽視。**長期僵硬、痠痛，不僅導致免疫力下降，更會造成腦部抑制疼痛的功能衰退，讓小痛變成大病**。

俗語說：「別讓今天的痠痛成為明天的負擔」，如果覺得身體僵硬痠痛，千萬不要隱忍，不妨馬上做做健康操，不必力求動作準確，只要放鬆心情，照著左頁的步驟動一動，舒緩肩部就行了。

Point

肩頸、腰背等部位容易因為壓力引發痠痛，不妨適時活動，舒緩緊繃的肌肉。

三步驟「肩膀操」，馬上消除疲勞

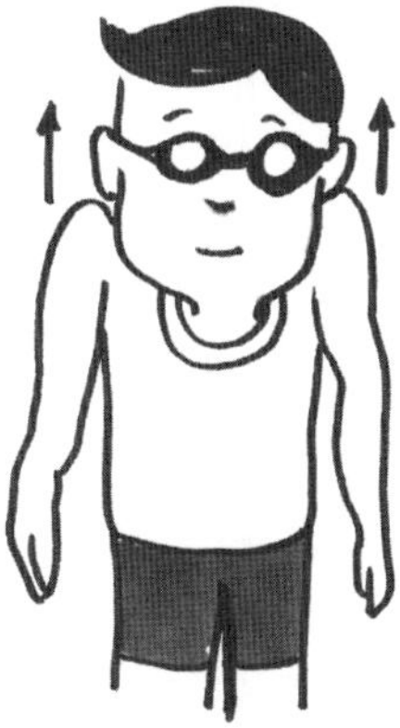

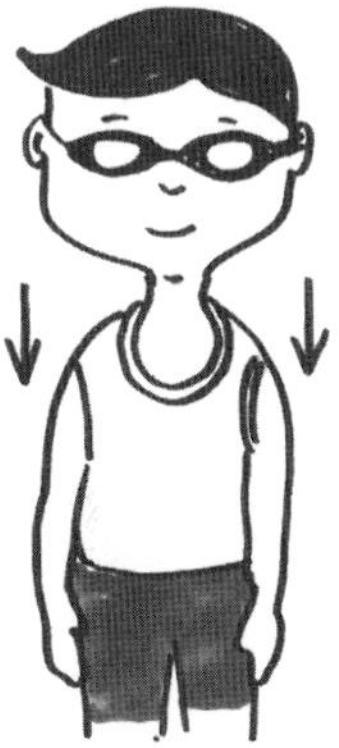

1 挺直背脊挺直，雙肩盡量往上抬，頭部千萬不要跟著移動，以避免駝背。

2 接著讓雙肩下垂，自然放鬆，並重複4～5次。

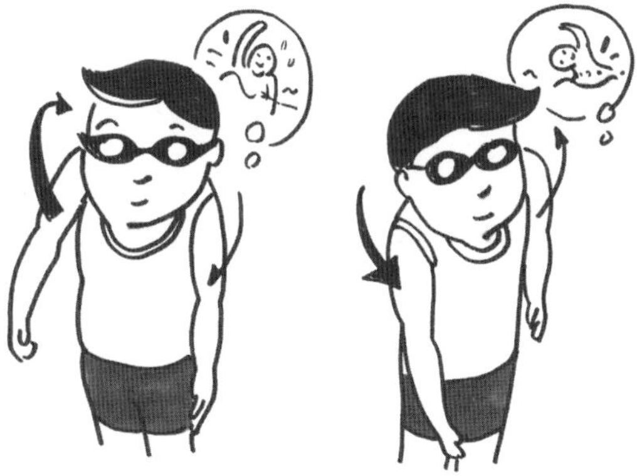

3 雙手自然下垂，左右肩膀由前往後畫圈10次，再由後往前畫圈10次。

97

輕鬆運動法

動動下半身，促進血液循環

促進血液循環，做好保暖措施是保持良好免疫功能不可或缺的基本條件，只要活絡全身的血液循環，身體就不再冷冰冰。

小腿與大腿肌肉扮演幫浦的角色，幫助足部血液回流到心臟，尤其小腿肚更有「第二心臟」之稱，是非常重要的肌肉群，**因此平常需格外注意小腿的保暖功夫，不妨隨時轉動腳踝，伸展雙腳，讓小腿放鬆一下**。

手腳冰冷時，只要做做1分鐘健康操，全身就會漸漸暖和起來。採平躺姿勢，左右擺動腰部讓震動傳到腳尖與指尖，就能促進全身的血液循環，此外，身體的震動也可以刺激背脊與骨盆。

Point

適度擺動身體，就能刺激下半身的血液循環，只要足部的血液暢通，冰冷體質自然就會改善。

1分鐘「暖和操」

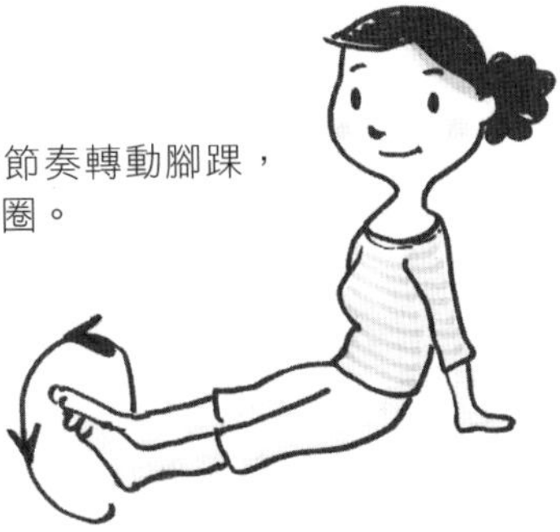

1 依適度的節奏轉動腳踝，左右各10圈。

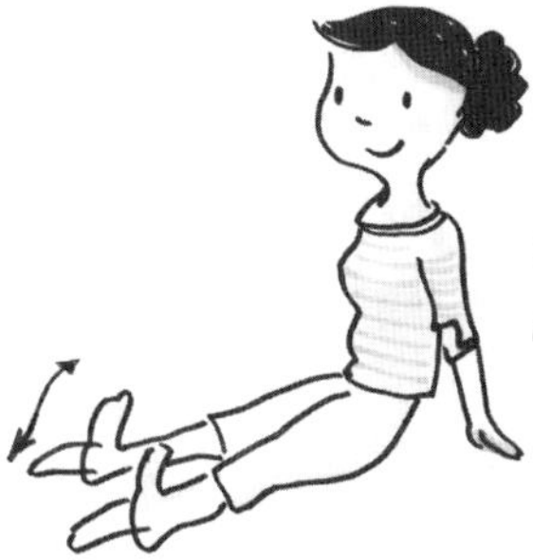

2 將腳尖往自己的方向慢慢地伸展，接著再往外伸展，反覆10次以上。

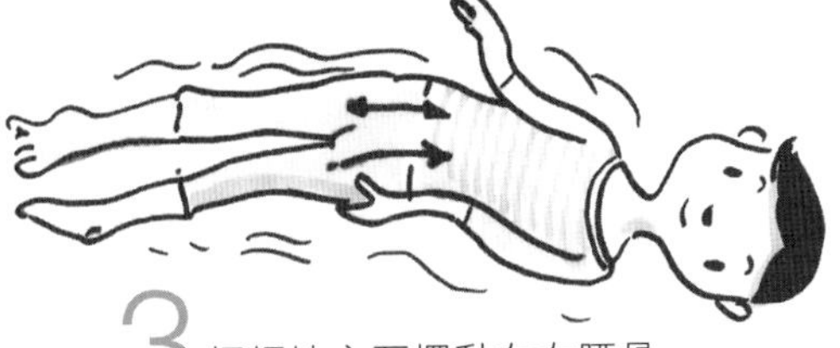

3 輕輕地交互擺動左右腰骨，讓震動傳到四肢。

98

輕鬆運動法

腸胃不好，可以勤做仰臥起坐

人體30％～40％的體溫來自肌肉，若不勤加鍛鍊，肌肉量越來越少，就無法產生充足的熱能，相反地，如果保持適度地運動，即使老年人也能增加肌肉量。

「仰臥起坐」是眾所皆知的腹肌訓練方式，因為雙腿併攏屈膝，不但不會增加腰部負擔，更能有效增進腸道免疫力。

運動腹肌，不僅刺激腸道蠕動，預防腸道下垂、蠕動遲緩等毛病，還能促進排泄，改善惱人的便秘問題，腸道免疫力自然提升。

Point

平時不妨勤做仰臥起坐，不僅能鍛鍊腹肌，更能提升腸道免疫力。

運動腹肌，提升腸道免疫力

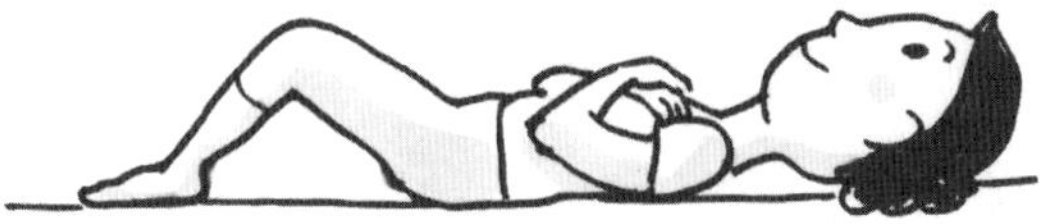

1 呈仰躺姿勢，屈膝並將雙手環抱於胸前。

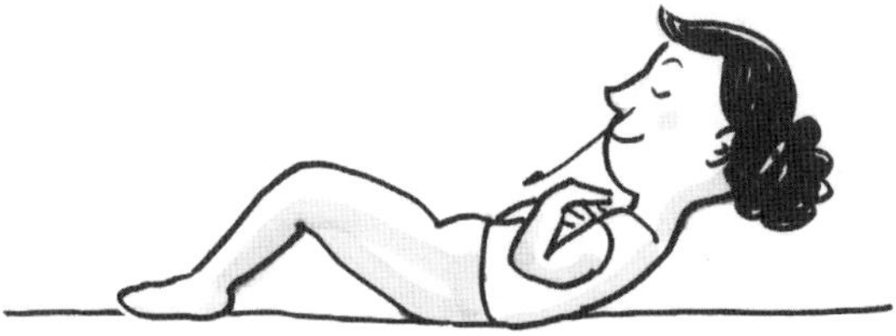

2 慢慢地抬起上半身，眼睛看向肚臍，靜止不動5秒後，再回到平躺姿勢。

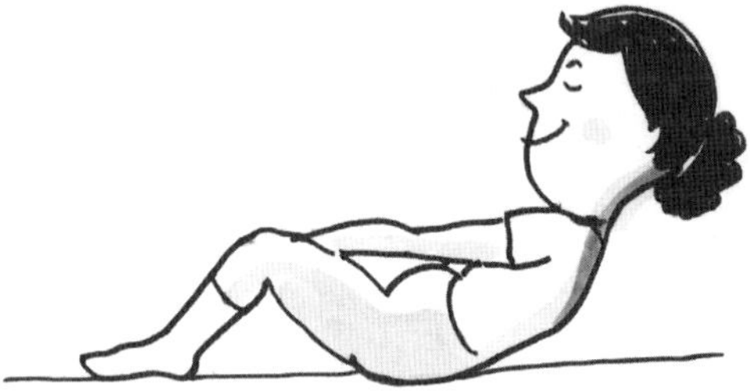

3 稍微使力撐起上半身，雙手平放在膝蓋上，靜止不動5秒後，回到平躺姿勢。

99

輕鬆運動法

蹲馬步，鍛鍊下半身肌力

平常除了勤走路外，更要加強鍛鍊臀部、大腿等下半身的肌力，如此一來不僅促進新陳代謝，還能溫暖身體，強化腳力。

蹲馬步是強化腳力與腰力最的基本訓練方式，首先膝蓋慢慢地彎曲，在沒完全彎曲前，慢慢地伸直，之後在沒完全伸直前，又一次慢慢地彎曲，重複這個動作直到雙腳稍微感到痠痛為止。

慢蹲馬步不但不會對身體造成任何負擔，還能鍛鍊肌力。要訣在於膝蓋不要過度彎曲，也不要過度伸直，速度越慢，越安全有效。

Point

勤蹲馬步，強化腳力與腰力，才能有效增進免疫力。

「下半身肌力操」，促進新陳代謝

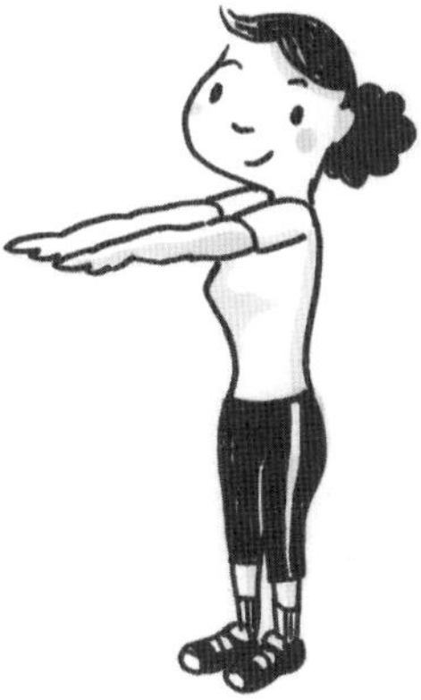

1 雙腳打開與肩同寬，雙手輕輕往前伸。

2 邊數1、2、3、4邊慢慢地往後坐，直到膝蓋呈垂直彎曲時，慢慢地往下蹲，注意膝蓋不要過度彎曲。

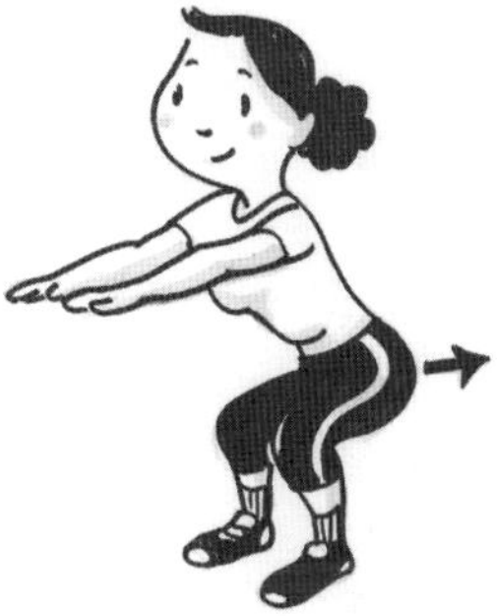

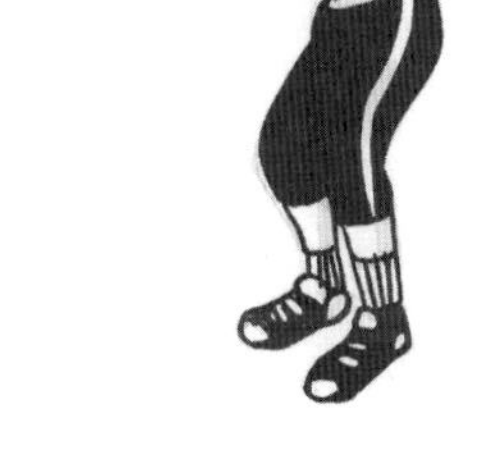

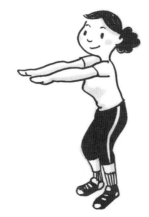

3 邊數5、6、7、8邊慢慢地回復原來的姿勢，在膝蓋完全伸直前，回到2的動作，反覆做10次左右。

100

輕鬆運動法

早上運動最好？未必

一旦步入中高年，除了血壓偏高外，膽固醇、中性脂肪等也容易偏高，因此較不適合在晨間從事健走等運動，尤其在寒冷的冬季，逞強做運動最容易導致血壓飆升，非常危險。

早上剛起床時，腦部氣血較為不足，身體也尚未完全清醒，加上睡覺時流汗導致體內水分流失，血液也變得比較黏稠，容易阻塞血管引發腦梗塞、心肌梗塞等疾病。因此60歲以上的高齡者，要盡量避免在晨間從事過於激烈的運動，請評估自己的體能，切勿逞強。

Point

患有高血壓與高血脂的人，應避免早晨運動，千萬不要逞強。

101

輕鬆運動法

輕鬆愉快的運動，免疫力自然上升

原本能增進健康的運動，一旦成了競賽，就很有可能成為壓力來源，特別是有些人得失心比較重，又較好勝，搞得自己緊張兮兮不說，更影響別人的情緒。**其實在備感壓力的情況下運動，非但無法提升免疫力，更會導致免疫力下降，得不償失。**因此就算從事競賽型運動，也要抱持「盡己所能」的心態，無論勝負都虛心接受比賽的結果，才能讓運動真正為健康加分。

Point

太在意勝負只會徒增壓力，唯有保持輕鬆的心情，才能為健康加分。

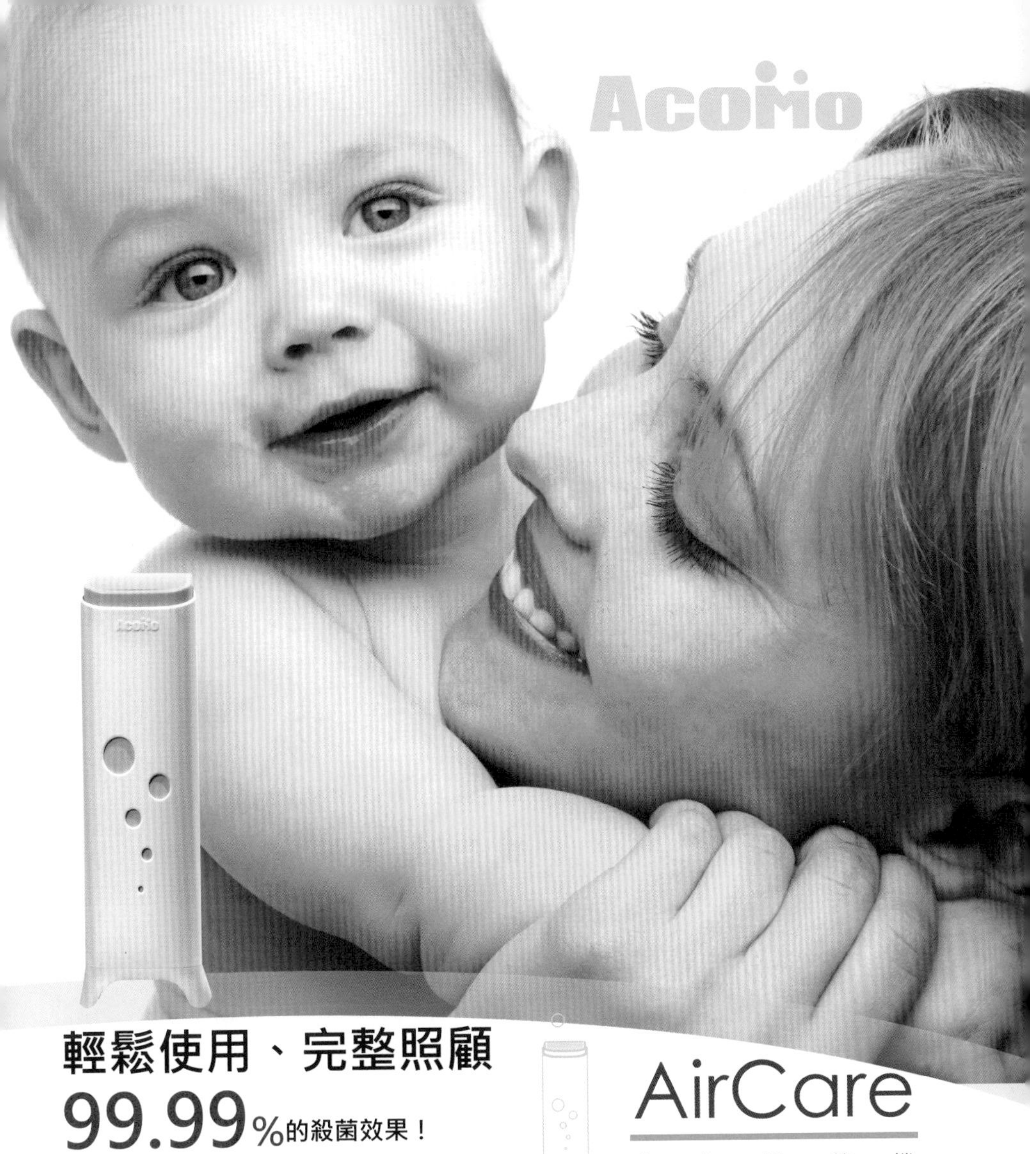
AcoMo

健康樹系列016

免疫細胞才是最好的醫生：

比吃藥更有效的101件事

免疫力を高める特効法101

監　　修	奧村康
譯　　者	楊明綺
出版發行	采實文化事業有限公司 116台北市羅斯福路五段158號7樓 電話：02-2932-6098 傳真：02-2932-6097
電子信箱	acme@acmebook.com.tw
采實粉絲團	http://www.facebook.com/acmebook

總 編 輯	吳翠萍
主　　編	陳永芬
日文編輯	王琦柔
行銷組長	蔡靜恩
業務經理	張純鐘
會計行政	江芝芸、賴芝巧
文字校對	王琦柔、陳永芬
美術設計	行者創意
內文排版	菩薩蠻數位文化有限公司
製版・印刷・裝訂	中茂・明和
法律顧問	第一國際法律事務所 余淑杏律師

I S B N	9789866228391
定　　價	280元
初版一刷	2012年6月27日
劃撥帳號	50148859
劃撥戶名	采實文化事業有限公司

國家圖書館出版品預行編目資料

免疫細胞才是最好的醫生：比吃藥更有效的101件事 / 奧村康監修；楊明綺譯. --
初版. -- 臺北市：采實文化, 民101.06　面；　公分. -- (健康樹系列；16)
ISBN 978-986-6228-39-1(平裝)

1.健康法 2.免疫力

411.1　　101005305

廣	告	回	信
台北郵局登記證			
台北廣字第03720號			
免	貼	郵	票

采實文化 ACME PUBLISHING 采實文化事業有限公司

116台北市文山區羅斯福路五段158號7樓

采實文化讀者服務部　收

讀者服務專線：02-2932-6098

免疫細胞
才是〔最好の醫生〕

免疫力を高める特効法101

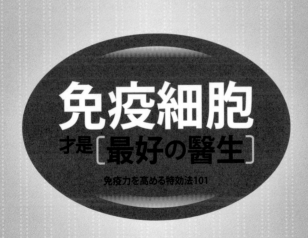

Health tree
HealthTree 健康樹 **系列**專用回函

系列：健康樹系列016
書名：免疫細胞才是最好的醫生：
比吃藥更有效的101件事

讀者資料（本資料只供出版社內部建檔及寄送必要書訊使用）：

1. 姓名：
2. 性別：□男 □女
3. 出生年月日：民國 年 月 日（年齡： 歲）
4. 教育程度：□大學以上 □大學 □專科 □高中（職） □國中 □國小以下（含國小）
5. 聯絡地址：
6. 聯絡電話：
7. 電子郵件信箱：
8. 是否願意收到出版物相關資料：□願意 □不願意

購書資訊：

1. 您在哪裡購買本書？□金石堂（含金石堂網路書店） □誠品 □何嘉仁 □博客來
   □墊腳石 □其他：____________________（請寫書店名稱）
2. 購買本書日期是？______年______月______日
3. 您從哪裡得到這本書的相關訊息？□報紙廣告 □雜誌 □電視 □廣播 □親朋好友告知
   □逛書店看到□別人送的 □網路上看到
4. 什麼原因讓你購買本書？□對主題感興趣 □被書名吸引才買的 □封面吸引人
   □內容好，想買回去做做看 □其他：________________________________（請寫原因）
5. 看過書以後，您覺得本書的內容：□很好 □普通 □差強人意 □應再加強 □不夠充實
6. 對這本書的整體包裝設計，您覺得：□都很好 □封面吸引人，但內頁編排有待加強
   □封面不夠吸引人，內頁編排很棒 □封面和內頁編排都有待加強 □封面和內頁編排都很差

寫下您對本書及出版社的建議：

1. 您最喜歡本書的特點：□實用簡單 □包裝設計 □內容充實
2. 您最喜歡本書中的哪一個章節？原因是？

____

____

3. 本書帶給您什麼不同的觀念和幫助？倘若沒有，請給我們批評與建議，謝謝您。

____

____

4. 您希望我們出版哪一類型的健康書籍？

____

____